Catalina Osorio

Diabetes, estrés oxidativo y ansiedad

AF376351

Catalina Osorio

Diabetes, estrés oxidativo y ansiedad

Beneficio del wereke (Ibervillea Sonorae) sobre el estrés oxidativo y ansiedad crónica

Editorial Académica Española

Imprint
Any brand names and product names mentioned in this book are subject to
trademark, brand or patent protection and are trademarks or registered
trademarks of their respective holders. The use of brand names, product
names, common names, trade names, product descriptions etc. even without
a particular marking in this work is in no way to be construed to mean that
such names may be regarded as unrestricted in respect of trademark and
brand protection legislation and could thus be used by anyone.

Cover image: www.ingimage.com

Publisher:
Editorial Académica Española
is a trademark of
International Book Market Service Ltd., member of OmniScriptum Publishing
Group
17 Meldrum Street, Beau Bassin 71504, Mauritius
Printed at: see last page
ISBN: 978-620-0-43057-1

Copyright © Catalina Osorio
Copyright © 2020 International Book Market Service Ltd., member of
OmniScriptum Publishing Group

ÍNDICE GENERAL Página

LISTA DE ABREVIATURAS

AGL	Agentes libres
AR	Aldolasa reductasa
ATP	Adenosín Trifosfato
CUMS	Módelo Crónico de Estrés
DM	Diabetes *mellitus*
EO	Estrés oxidativo.
ERN	Especies Reactivas de Nitrógeno.
ERO	Especies reactivas de Oxígeno.
GPx	Glutatión Peroxidasa.
GSH	Glutatión reducido.
GSSG	Glutatión oxidado.
GST	Glutatión S transferasa.
HDL	Lipoproteína de baja densidad.
IR	Resistencia de Insulina.
LDL	Lipoproteína de baja densidad.
NADH	Nicotinamida adenina dinucleótido reducido
PARP	Poli ADP ribosa Polimerasa.
RL	Radicales libres.

ERON   Especies Reactivas de Nitrógeno y Oxígeno.

SOD   Superóxido dismutasa.

STZ   Estreptozotocina.

RESUMEN

La diabetes *mellitus* es una de las enfermedades con mayor incidencia en nuestro país debido a la cultura carente de autocuidado, la cual tiene como principal característica bioquímica, el aumento de reacciones de oxidación en distintos órganos como el cerebro produciendo diversas enfermedades degenerativas, además de que también se presentan elevados niveles de ansiedad, por tal motivo; en el presente trabajo se investigaron estas características propias de la enfermedad, además de buscar una alternativa para su control, en este caso fue se evaluó el efecto del uso del wereke en los niveles de glucemia y ansiedad en ratas diabéticas, además de que también se investigó si este ayuda a modular las reacciones de oxidación causadas por la diabetes.

El objetivo planteado, estableció una relación entre el extracto de wereke con la disminución de la glucosa e hipotéticamente con los niveles de ansiedad y estrés oxidativo.

El resultado obtenido fue que el extracto de wereke disminuyó los niveles de glucosa durante el mes de la prueba y por ende el daño oxidativo, además de controlar los pesos corporales, en el grupo estudiado sin embargo no se observa que el wereke posea alguna relación con la disminución de los niveles de ansiedad, lo que si se comprobó fue que el extracto no disminuye la actividad motriz. Además, las ratas con diabetes *mellitus* tipo 2, sin tratamiento (administradas con solución salina), al día 30, presentaron concentraciones de glucosa mayores a 100 mg/dl en ayunas (5 horas), al igual que se evidenció el daño oxidativo, sin embargo no presentaron niveles elevados de ansiedad.

Por lo cual se concluye que el extracto de wereke posee propiedades hipoglucemiantes, además de controlar el daño oxidativo, pero no posee propiedades ansiolíticas, ni ansiogénicas.

Introducción

La ansiedad se define como un conjunto de síntomas en el cual se presentan conductas corporales y fisiológicas de alerta, producto de una mayor activación del SNC, debido a factores como algún peligro eminente, enfermedad, conducta social, factor ambiental, en la neuroetología esto se ha estudiado mediante diversas pruebas. Entre las más comunes destaca, la prueba del laberinto elevado en cruz, que se ha utilizado para estudiar situaciones estresantes como alguna desconexión motriz o evitación inhibitoria o provocada por efectos distintos a los efectos ansiogénicos de algunos medicamentos.

En esta prueba, la rata (animal comúnmente utilizado) es colocada en el centro del aparato en forma de cruz, el cual consta de dos brazos abiertos y dos cerrados y un área central; al animal se le permite la exploración por un periodo de tiempo, tomando en cuenta una reacción de defensa de la rata al estar expuesta a la altura, y la preferencia que posea hacia los brazos ya sea cerrado o abierto, tanto las entradas y las salidas, así como el tiempo que gasta en cada uno, serán un factor indicador de la ansiedad, cuanto menor sea la exploración de brazos abiertos mayor será el grado de ansiedad. (Becerra y cols. 2007)

Actualmente, cerca de 285 millones de personas están sufriendo de diabetes y esta cantidad es probable que aumente a 438 millones para el año 2030 (más del 70% de la población de los países en desarrollo). Del mismo modo la relación que ejerce la enfermedad sobre trastornos del SNC, (siendo los más comunes: nerviosismo, ansiedad y la depresión) se han observado en todas poblaciones de todo el mundo, produciendo una preocupación global. Por otra parte, la diabetes tiene como característica principal a la hiperglucemia, la cual conlleva al daño oxidativo y como resultado entre otras enfermedades degenerativas se presentan; altos niveles de ansiedad y depresión, los cuales son motivo de preocupación tanto para los familiares de las personas que lo padecen como el Sector Salud, debido al incremento de esta enfermedad en los últimos años.

ANTECEDENTES GENERALES

La diabetes es un grupo de enfermedades metabólicas caracterizadas por hiperglucemia como resultado de defectos en la secreción o la acción de la insulina, o ambos. La hiperglucemia crónica de la diabetes está asociada con el daño a lo largo plazo en la disfunción de los órganos, especialmente hígado, páncreas, riñones, nervios, corazón y los vasos sanguíneos.

La inmensa mayoría de pacientes con diabetes se dividen en dos grandes categorías etiopatogénicas:

- La diabetes tipo 1, la cual es causada por una deficiencia absoluta de la secreción de insulina; en el que las personas con riesgo a desarrollar este tipo de diabetes pueden ser identificados por evidencia serológica de un proceso patológico autoinmune que ocurre en los islotes pancreáticos.
- En la diabetes tipo 2, la causa es la combinación de la resistencia a la acción de la insulina y una adecuada respuesta secretora de la misma. (Castillo y cols. 2012)

1.1 Diabetes *mellitus* tipo 2

La diabetes *mellitus* tipo 2 es un conjunto de síndromes que se produce como consecuencia de un déficit de insulina, también se conoce como Diabetes no-insulinodependiente. Este tipo de diabetes, es una de las alteraciones endocrinas más comunes, debido a queva acompañada por un síndrome metabólico, en el cual tras la ingesta de alimentos se produce una serie de estímulos de las células de los islotes pancreáticos que inducen a un rápido aumento de la secreción de insulina, el cual disminuye, cuando termina la absorción intestinal.

La concentración final de insulina a la que van a ser expuestos otros tejidos, como adipocitos y músculos dependerá del flujo sanguíneo, de la permeabilidad de las membranas capilares de la insulina, de los procesos que la diluyen en el espacio extravascular, extracelular y la degradación de la misma en los tejidos. La alteración en uno o varios de estos niveles conducirá a la disminución de la insulina en la célula diana. Cabe recalcar la función de la insulina, la cual efectúa una acción a nivel de los tejidos, uniéndose a lugares específicos de la membrana celular, (receptores de insulina) y que esta unión se relaciona con la acción biológica; de esta forma alteraciones en el número y afinidades de los receptores insulínicos a nivel post-receptor conducen a una inefectividad de la acción de la insulina.

La insulina inhibe la producción de glucosa hepática desde el glucógeno y también la gluconeogénesis desde alanina y lactato, estimulando la síntesis de glucógeno desde glucosa, además de que es capaz de frenar la salida de glucosa hepática, en el hígado; estimula la síntesis de ácidos grasos libres (AGL) y su transformación en triglicéridos que serán transferidos a lipoproteínas de muy baja densidad en el tejido adiposo. Se necesita de pequeñas cantidades para inhibir la captación de AGL en el hígado y la conversión de estos a cuerpos cetónicos.

En la Imagen 1, se observa el mecanismo de acción de la insulina, la cual se une a su receptor y mediante un proceso de fosforilación, el sustrato del receptor de insulina (IRS 1) es fosforilado en la tirosina, activando la vía del fosfoinositol-3-cinasa (PI3K),a su vez está activa la translocación de los transportadores de la glucosa, Glut-4, desde el citoplasma hasta la membrana celular, generando poros que permiten la entrada de glucosa a la célula. Con la llegada de los AG libres (AGL) se activa el diacilglicerol (DAG) y posteriormente la proteína cinasa C, la cual fosforila el sustrato 1 del receptor de insulina (IRS-1) en el aminoácido serina, como consecuencia el IRS ya no queda disponible para la insulina, ocasionando resistencia a la insulina. (Castillo y cols. 2012)

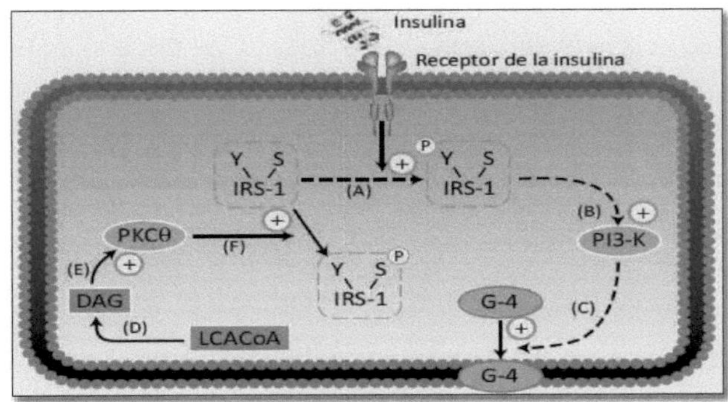

Imagen 1. Sustrato receptor de insulina (Castillo y cols. 2012)

En la diabetes *mellitus* tipo 2, al no tener clara la fisiopatología se discuten dos procesos, por un lado la insulinorresistencia a nivel celular de las células diana del tejido muscular, grasa e hígado y por otro lado, el fallo de la célula β pancreática que intenta compensar la resistencia de los tejidos a la acción insulínica aumentando la secreción de insulina por el páncreas. A pesar este conocimiento aún no es posible distinguir cuál de los dos efectos es el primario en el desarrollo de la enfermedad, ya sea por la disminución de la captación de la glucosa estimulada por insulina de los tejidos periféricos o el fallo de la secreción insulínica por parte de la célula β pancreática.

El desarrollo de la diabetes *mellitus* tipo 2se asocia con el sobrepesoy obesidad, generalmente con una distribución visceral o abdominal de la grasa corporal. Tiene un componente hereditario pero se desconoce la existencia de marcadores genéticos específicos o de genes implicados directamente. Otros factores condicionantes de su aparición son la edad, dislipidemias, inactividad física, la hipertensión arterial o la diabetes gestacional previa. (López, 2009)

1.2 Prevalencia

La prevalencia global de la diabetes está en constante crecimiento. La diabetes es una enfermedad en la cual su frecuencia se ha duplicado en los últimos 15 años, por lo que se ha considerado una de las principales amenazas para la salud humana en el presente siglo.

Actualmente, cerca de 285 millones de personas están sufriendo de la diabetes y esta cantidad es probable que aumente a 438 millones para el año 2030 (más del 70% de la población de los países en desarrollo). Del mismo modo la relación que ejerce la enfermedad sobre trastornos del Sistema Nervioso Central (siendo los más comunes: nerviosismo, ansiedad y depresión) se han observado en todas poblaciones de todo el mundo, produciendo una preocupación global.

Estudios previos han documentado esta relación donde pacientes con diabetes son aproximadamente dos veces más propensos a sufrir ansiedad y depresión quela población general, los acontecimientos de la naturaleza psicológica son factores importantes que interfieren en la conducción la secreción de insulina a la mala estabilidad diabética, además dese ha observado que pacientes con diabetes y altos grados de ansiedad , presentan niveles de glicemia descontrolados, y al corto tiempo complicaciones como depresión, dichos pacientes disminuyeron su autocuidado ,y presentaron deseos elevados de dejar el tratamiento médico, este efecto fue comparado con los pacientes diabéticos que no desarrollaron algún nivel elevado de ansiedad, los cuales aún presentaron autocuidado y deseos de seguir algún tratamiento médico. (Palizgir y cols. 2013)

1.3 Daño celular en la Diabetes *mellitus*

En la DM,el estrés oxidativo (EO)juega un papel importante en el daño celular ya quea ctúa como un mediador de la resistencia a la insulina (IR) y su progresión a la intolerancia a la glucosa y la instalación de DM. En condiciones de EO severo, el daño celular puede ocurrir con disminución de la función de las células β del páncreas, que debido a la baja expresión de enzimas antioxidantes, es particularmente sensible a las especies reactivas de oxígeno y nitrógeno (ERONs). Estas moléculas pueden actuar en diferentes sustratos dentro de la cascada de señalización intracelular de insulina, causando daño en las células.

Existe evidencia *in vivo*, tanto en animales como humanos, que demuestran que en células expuestas a ambientes elevados de glucosa se genera EO, esto se relaciona con un estudio realizado en órganos de ratas acondicionadas en un ambiente de condiciones "pro-diabéticas, expuestas a altas concentraciones de glucosa durante 30 días, en las cuales al realizar las pruebas de antioxidantes en el cerebro e hígado, se observó un aumento significativo de la actividad de la enzima SOD (Superóxido dismutasa) y una disminución significativa de la actividad de la enzima GPx también se produjo una disminución en los niveles de GSH total. (Tapia, 2005).

Por lo que durante la diabetes, existe sobrecarga elevada de energía a las células, principalmente de los niveles de glucosa, aumentando el flujo de donantes de electrones (NADH y FADH2) a la cadena mitocondrial de transporte de electrones. Como resultado de dicho proceso, el gradiente de voltaje a través de los tramos de la membrana mitocondrial, bloquean el complejo III causando una retorno de electrones a la coenzima Q, que dona electrones al oxígeno molecular, generando el anión superóxido. Este proceso es probablemente el evento común que provocan las complicaciones de la DM2 (aumento del flujo en las vías poliol y hexosamina; aumento de la formación productos finales de glicación avanzada; activación de la proteína quinasa C-PKC), y la glicación excesiva de proteínas causada por la hiperglucemia. (RajaShree, Klokute, Goudar, 2011)

1.4 Estrés oxidativo y la ansiedad

Kuloglu y Atmaca (2002), establecieron la relación del EO y los trastornos de ansiedad, demostrando que las concentraciones bajas/moderadas de especies reactivas de oxígeno (EROS) afectan a un gran número de funciones fisiológicas. Sin embargo, también observaron que cuando la concentración de EROS excede al antioxidante, las células animales entran en un estado denominado de EO, induciendo daño oxidativo celular y como resultado de dicho efecto, el EO ha sido implicado en una amplia gama de enfermedades, incluyendo el cáncer, la diabetes, infertilidad masculina, enfermedades autoinmunes, aterosclerosis y las enfermedades cardiovasculares, además de trastornos del sistema nervioso central como niveles de ansiedad que llevan a depresión.

1.5 Daño a la célula β

Este proceso se asocia a una predisposición genética, de tal manera que no todos los individuos desarrollarán DM2, a pesar de presentar RI. El proceso del daño de la célula β tiene relación con la producción de EO, derivados de la oxidación de la glucosa (glucogenólisis) y de la oxidación de los AGL (beta oxidación).

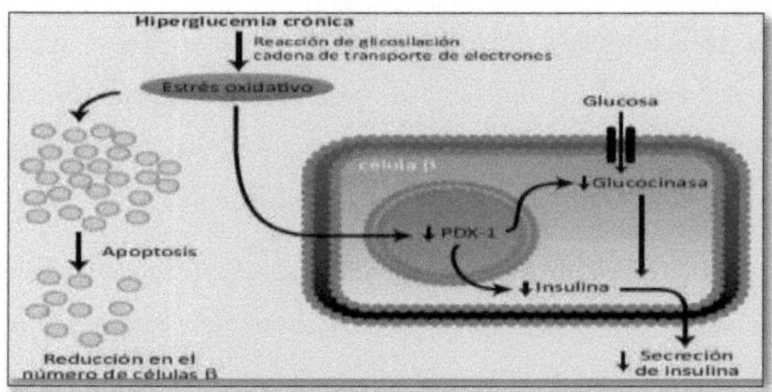

Imagen 2.- Proceso de Estrés Oxidativo. (Castillo, 2012).

En la Imagen 2, se observa el EO disminuye factores de transcripción (expresados en páncreas y duodeno) que ayudan a la regeneración de la célula β. El daño inicial puede ser un efecto de lipotoxicidad, propia de la liberación de AGL desde adipocitos resistentes a la insulina, pero que en la medida que avanza la enfermedad se perpetúa por la glucotoxicidad. (Castillo, 2012).

1.6 Radicales libres y Especies Reactivas

Los radicales libres (RL) son moléculas que tienen como característica principal un electrón (e-) no apareado, siendo sumamente reactivos y capaces de dañar a otras moléculas, lo que a su vez las convierte en moléculas muy reactivas, capaces de provocar una reacción en cadena que causa daño oxidativo, desde células hasta tejidos. Las especies reactivas (ER) incluyen a las de oxígeno (ROS), hierro (RIS), cobre (RCS), así como a las de nitrógeno (RNS).

Estas especies se forman como productos del metabolismo de los RL y aunque no todas son de esta clase, son moléculas oxidantes que se transforman fácilmente en RL, lo que les confiere la característica de ser compuestos muy dañinos para las células. (Martínez y cols. 2011)

1.7 Fuente de Radicales libres

La mitocondria constituye la principal fuente de RL. Éstos se producen a nivel de la cadena respiratoria y fosforilación oxidativa. Este transporte es a través de la membrana interna mitocondrial, en donde se genera un gradiente electroquímico de protones que aporta la energía necesaria para producir adenosina trifosfato (ATP). En este proceso de fosforilación oxidativa, el oxígeno actúa como aceptor final de e-, lo que le confiere en más del 95% de estas reacciones un total de 4 e- con producción de 2 moléculas de agua.

Una consecuencia directa de este proceso es que entre los nutrientes iniciales y la generación de energía al final del proceso, se forman varias moléculas con diferente grado de oxidación.
Algunas de ellas pueden entregar 1 ó 2 e- al oxígeno y producir intermediarios parcialmente reducidos que son los Radicales Libres.

Otra fuente de RL son los peroxisomas, los cuales son organelos del citosol muy ricos en oxidasas y que generan peróxido de hidrógeno (H_2O_2), el cual es depurado por enzimas específicas (catalasas, CAT) y transformado en agua. Los leucocitos polimorfonucleares son otra fuente importante, al activarse por diversas proteínas que actúan específicamente sobre ellos (complemento, interleucinas, etc). Los leucocitos poseen en la membrana la enzima NADPH oxidasa generadora de oxígeno, que en presencia de hierro se transforma en un potente tóxico ión oxidrilo (OH-), lo que sucede en los procesos inflamatorios. Se puede apreciar que los RL se forman en condiciones fisiológicas en proporciones controlables por los mecanismos celulares de defensa, sin embargo, en situaciones patológicas, esta producción se incrementa y provoca el estado de oxidación (Eox). (Ramírez y cols. 2001)

1.8 Aparición de las Especies Reactivas de Oxigeno

Las células de nuestro cuerpo están expuestas constantemente a las reacciones de óxido-reducción y un ejemplo de esto, es la transformación de los alimentos ingeridos en sustratos más simples, de los cuales es posible obtener energía. Durante el proceso de reproducción celular se consume oxígeno y se genera ATP, lo que origina productos tales como bióxido de carbono y agua. Sin embargo, durante esta transformación normal, se producen ER y RL.

Por medio de esta ruta metabólica se producen hasta 38 moléculas de ATP por la oxidación de una molécula de glucosa y como consecuencia el incremento en la producción de RL y ERO, pero a la vez, surgieron sistemas de defensa antioxidantes intra y extracelulares, tanto enzimáticos (SOD, GPx) como no enzimáticos (elementos principalmente exógenos, como vitamina E, C, betacarotenos, polifenoles, flavonoides, oligoelementos, GSH, uratos, ubiquinol y proteínas plasmáticas) para mantener el equilibrio redox en las células. (Martínez y cols. 2005)

1.9 Radicales Libres y el Estrés Oxidativo

Los radicales libres son definidos como moléculas o fragmentos moleculares con uno o dos electrones desapareados. Un electrón desapareado incrementa la reactividad química de un átomo o molécula y busca complementar su último orbital; es por ello que los radicales libres tienen una vida media muy corta (millonésimas de segundos) y son altamente reactivos con otras moléculas. El EO se origina por un desequilibrio entre la producción de ERO y ERN y la capacidad antioxidante de la célula. Las ERO incluyen, entre otras, el anión superóxido (O_2^-), los radicales hidroxilo ($\cdot OH$) y el peróxido de hidrógeno (H_2O_2); y las ERN incluyen el óxido nítrico (NO^-), dióxido de nitrógeno (NO_2) y el peroxinitrito ($OONO^-$), entre otras moléculas. El daño a los tejidos causados por el EO se ha relacionado con diversos fenómenos biológicos, incluyendo el envejecimiento.

El EO puede dañar a lípidos, proteínas y los ácidos nucleicos, alterando las funciones de estas moléculas. El cerebro posee un elevado metabolismo oxidativo y un alto contenido de moléculas susceptibles de ser dañadas por especies reactivas, aunado a una baja capacidad antioxidante comparada con otros tejidos; por tanto, las especies de oxígeno y nitrógeno reactivas producidas en cantidades abundantes en el cerebro, lo hacen más susceptible al daño oxidativo. (Martínez y cols. 2011).

1.1.1 Hiperglucemia y estrés oxidativo

En la diabetes *mellitus* al existir hiperglucemia se ejerce un efecto de daño tisular y este se desarrolla a través de los siguientes cuatros mecanismos:

1) El aumento flujo de la vía de poliol;
2) La activación de PKC;
3) El aumento de producción intracelular de AGE;
4) Sobreactivación de la vía de hexosamina.

Todos los mecanismos inducidos por la hiperglucemia son activados por un evento de flujo de carga única, que es la sobreproducción mitocondrial de ERO, lo que conduce a la disminución de la eficiencia de defensas antioxidantes; lo cual conduce a un proceso que comienza en una etapa muy temprana que finalmente empeora con el trascurso del tiempo y desarrolla eventualmente la enfermedad.

El mecanismo del EO, se puede explicar de la siguiente manera: el flujo de glucosa debido a la hiperglucemia activa la vía poliol, en la que la aldosa reductasa (AR, es la enzima limitante de la velocidad de reacción) reduce la glucosa no utilizada de sorbitol, la reacción oxida NADPH a $NADP^+$, el NADPH actúa para regenerar el glutatión (GSH) a partir del glutatión oxidado(GSSG), al existir altos niveles de glucosa se presenta una elevación en la afinidad de la captación de la aldosa reductasa, produciendo una disminución de NADPH, por lo tanto se presenta una deficiencia de Glutatión.

En el estado hiperglucémico, la afinidad de AR a la glucosa intracelular aumenta, lo que resulta en una disminución de niveles de NADPH. El NADPH actúa para regenerar el GSH a partir glutatión oxidado (GSSG), mientras que la deficiencia de NADPH también puede causar deficiencia de GSH y la disminución de GSH puede inducir el EO. En particular, el daño o la disfunción causada por el EO persiste incluso después de que la glucemia se ha normalizado. Sin embargo, algunos daños relacionados con la glucosa, sólo se refiere a tejidos específicos, incluyendo la retina, el riñón y los tejidos nerviosos.

Las células de estos tejidos son deficientes en la capacidad de captación de glucosa, al enfrentarse a elevadas concentraciones de la glucosa extracelular, llevando así a la alta concentración de glucosa intracelular, en las células con altas concentraciones de glucosa intracelulares, produciendo una metabolización de grandes cantidades de glucosa y a la par se oxidan a través del ciclo del ácido tricarboxílico(TCA), aumentando así el flujo de NADH y $FADH_2$ en la cadena respiratoria, causando la acumulación de exceso de electrones a la coenzima Q, que conduce finalmente para la generación de superóxido.

En resumen, la hiperglucemia induce la generación mitocondrial de ERO, activa PARP, y reduce la actividad de GAPDH que a su vez contribuye a un aumento de flujo del poliol, activa la PKC, aumenta la producción intracelular de los AGE, y sobreactiva la vía hexosamina; todo esto es lo que establece un vínculo entre la hiperglucemia y el EO. (Wu y cols. 2014)

1.1.2 Estrés Oxidativo en la Diabetes *mellitus*

El EO ha sido implicado en el desarrollo de diabetes tipo 2 y sus complicaciones cardiovasculares asociadas, además que considerables datos clínicos y experimentales han relacionado el EO con la resistencia a la insulina y la disfunción de las células β. A nivel celular, el EO crónico resultante de la exposición prolongada a altas concentraciones de ERO's, altera la concentración de laglucosa estimulada por la insulina, un efecto que se cree está mediada por la señalización de insulina deteriorada.

Sin embargo, teniendo en cuenta que algunas ERO's también pueden servir como importantes mensajeros e intermediarios de señalización, la contribución de las concentraciones fisiológicas de ERO's en la resistencia a la insulina y la obesidad sigue siendo controversial; por ejemplo: bajas concentraciones de H_2O_2, mejoran la sensibilidad a la insulina, lo cual indica que el papel de ERO's en el metabolismo de la glucosa puede depender de la concentración y los mecanismos de su generación, pero al incrementarse en los órganos su efecto es dañino, sin embargo los órganos poseen GPx, la cual se en encarga de inactivar fisiológicamente las concentraciones de H_2O_2.

En células de mamíferos, el GSH es el principal sistema antioxidante para secuestrar especies reactivas, que convierten el H_2O_2en agua a través la actividad de la GPx utilizando glutatión reducido como un electrón donante. Por otra parte, en particular el H_2O_2 se reconoce cada vez más como un potente neuromodulador. Por tanto, es concebible, que la depleción de GSH puede conducir a cambios en la actividad estimulante en el medio ambiente redox del músculo o del cerebro. (Penckofer, 2014)

Bandeira (2012), evaluó el EO a través biomarcadores enzimáticos y no enzimáticos en los pacientes diabéticos con y sin hipertensión y prediabéticos. Encontrando que la peroxidación de lípidos fue significativamente mayor en el grupo de pacientes diabéticos en comparación con los grupos de prediabéticos e hipertensos y controles normotensos. No hubo diferencias significativas en la actividad de la GPx así como en la concentración de tioles totales en los grupos estudiados.

Los datos actuales sugieren fuertemente la implicación del EO en la fisiopatología de la diabetes, que revela que el aumento de la peroxidación de lípidos tiene una relación estrecha con niveles altos de glucosa, como se observa por la glucosa en ayunas y los niveles de HbA1c.La evaluación bioquímica reveló una mayor glucemia en ayunas en diabéticos (como era de esperarse), en comparación con los pre-DM y controles, y en la pre-DM comparativamente con los controles. Los pacientes diabéticos aumentaron la actividad de SOD en comparación con los pre-DM y los controles (DM2: 1.6 ± 0.3; pre-DM: 1.3 ± 0.1, control: 1.4 ± 0.1, p< 0,001).

Estas concentraciones elevadas de la SOD extracelular en los pacientes con DM2 en comparación con los controles, mostraron una correlación positiva entre los niveles de SOD extracelular y las complicaciones micro y macrovasculares.

Esta presencia de daño oxidativo, a pesar del aumento en la actividad total de SOD, podría explicarse por diferentes respuestas celulares al EO, relacionando tanto a la disminución de las defensas antioxidantes con el aumento de la producción de especies reactivas de oxígeno y nitrógeno (ERONs), como la alta producción del anión superóxido (O_2^-).Por lo tanto, el aumento en la actividad total de SOD observada, sugiere una posible respuesta adaptativa, probablemente debido a la mayor producción del O_2^-, lo que llevaría a un aumento en la producción del H_2O_2.

Está bien establecido que el metabolismo de la glucosa celular alterada afecta a la función mitocondrial y aumenta la producción de especies reactivas y esto parece estar implicado en la los casos de disfunción del IR que resulta en la persistencia del desequilibrio metabólico observado en los pacientes con DM. (Bandeira y cols. 2012).

1.1.3 Antioxidantes

Los antioxidantes son moléculas que cuando están presentes en concentraciones más bajas respecto a las de un sustrato oxidable, retrasan o inhiben la oxidación de este sustrato; entre ellos podemos mencionar los sistemas antioxidantes enzimáticos, que incluyen a la catalasa (CAT), superóxido dismutasa (SOD), glutatión peroxidasa (GPx) los sistemas no enzimáticos como las vitaminas A, C y E, flavonoides, carotenoides y algunos metabolitos de bajo peso molecular como el glutatión en su forma reducida (GSH). (Dickison y cols. 2004)

1.1.4 Glutatión

El tripéptido glutatión (GSH, γ-L-glutamil-L-cisteinilglicina) es sintetizado en el citoplasma de las células por la acción consecutiva de dos enzimas: γ-glutamil-cisteina (γ-GluCys) sintetasa (también conocida como glutamato cisteína ligasa, GCL por sus siglas en inglés) que utiliza glutamato y cisteína como sustrato para formar el dipéptido γ-glutamilcisteína, el cual es combinado con la glicina en una reacción catalizada por la glutatión sintetasa para formar GSH. El trifosfato de adenosina (ATP) es el donador de energía para ambas enzimas. Las concentraciones intracelulares de glutatión son reguladas por la inhibición de la γ-GluCys sintetasa por el producto final, GSH. Así, existe un equilibrio celular entre la síntesis y el consumo de este metabolito. (Dickinson y cols. 2004)

1.1.5 Síntesis del Glutatión

El GSH es sintetizado en el citosol a partir de sus aminoácidos precursores. Luego de su síntesis, éste es transportado a los compartimentos intracelulares, mitocondria y retículo endoplásmico, pero la mayor parte se libera a través de transportadores hacia el espacio extracelular. En contraste con la síntesis, que ocurre sólo en forma intracelular, la degradación de GSH se produce exclusivamente en el espacio extracelular y sólo en la superficie de las células que expresan la enzima γ-glutamiltranspeptidasa.

Si bien gran cantidad de GSH es exportado de las células al plasma, las concentraciones de GSH en este compartimento son relativamente bajas, en el orden de los micromoles, debido al rápido catabolismo del tripéptido en la circulación. La vida media del GSH en plasmase encuentra en el orden de segundos a minutos,la GGT es la única enzima que puede iniciar el catabolismo de GSH, ya que tiene la capacidad de hidrolizar la particular unión peptídica γ-glutamil del tripéptido, esta enzima está localizada en la membrana plasmática y su sitio activo se encuentra en la superficie extracelular en la superficie apical de los epitelios que están involucrados en el transporte de GSH, tales como los canalículos hepáticos, las membranas de los ductos biliares, la nefrona, los plexos coroideos, el yeyuno y el cuerpo ciliar.

El GSSG formado por la oxidación de GSH, también sufre un proceso de hidrólisis. Este proceso es llevado a cabo por las mismas enzimas que intervienen en la hidrólisis de GSH produciendo varios metabolitos. Luego de su formación, GSSG es degradado por GGT, formándose GSSG (Imagen 3);el cual tiene dos productos de degradación, uno de los cuales, CySS-bis Gly, se forma por la acción de GGT, y otro, CySSG es formado por la acción de cisteinilglicina dipeptidasa.

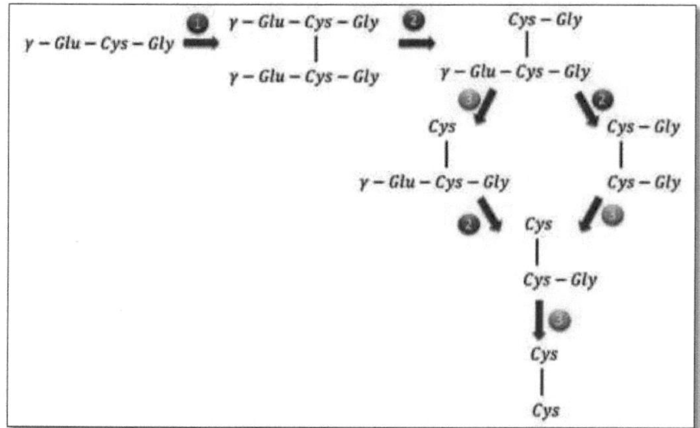

Imagen 3. Metabolismo del glutatión (Dickinson y cols. 2004)

Luego, CySSG es degradado por GGT y CySS-bis-Gly es degradado por cisteinilglicina dipeptidasa. La acción de estas dos enzimas permite la liberación del residuo γ-glutamil y los residuos de glicina, dando lugar así a la liberación de los aminoácidos que pueden ser recaptados por las células para la resíntesis de GSH. (Dickinson y cols. 2004).

1.1.6 Funciones del glutatión

El glutatión se encuentra en concentraciones promedio de 12 mM en células de mamíferos. Tiene importantes funciones como antioxidante, es parte importante de la desintoxicación de xenobióticos, es cofactor para las reacciones de isomerización y también sirve como almacenamiento y transporte de cisteína. Además, es esencial para la proliferación celular y tiene un papel importante en la apoptosis, ya que la disminución de la cantidad de glutatión es permisiva para la activación de los mecanismos de apoptosis.

Una función muy importante del glutatión es mantener el potencial de óxido-reducción de la célula, ya que mantiene en estado reducido a los grupos tiol de las proteínas y así permite la generación de diversas cascadas de señalización intracelular; un ejemplo es la PKC, que contiene Gly, se forma por la acción de GGT, y otro, CySSG es formado por la acción de cisteinilglicina dipeptidasa.

Además de poseer el rol de protección contra el EO y la desintoxicación tanto de endobióticos potencialmente dañinos como xenobióticos, el GSH es esencial para el mantenimiento de la homeostasis celular. (Vulcano y cols. 2013)

Las funciones antioxidantes(Imagen 4) del GSH pueden ser:

1) El H_2O_2 formado por el metabolismo aeróbico es metabolizado por la enzima GPx, produciendo GSSG.
2) El GSSG formado por la reacción anterior es reducido por la enzima GSH reductasa utilizando NADPH como cofactor.
3) Los peróxidos orgánicos formados pueden ser reducidos por GPx.
4) El GSSG formado durante el EO que no puede ser reducido aGSH es exportado a la célula para mantener el equilibrio redox. (Dickinson y cols. 2014)

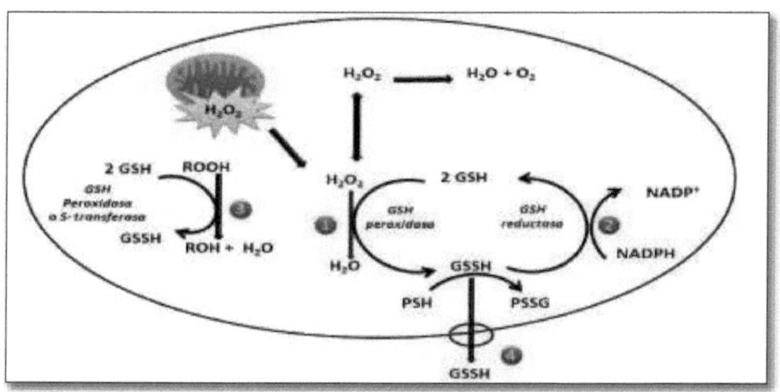

Imagen 4. Función química del glutatión. (Dickinson y cols. 2014)

1.1.7 Metabolismo del glutatión

Durante la desintoxicación de las ERO. El glutatión está involucrado en dos tipos de reacciones:

1) La interacción no enzimática con radicales como el anión superóxido, óxido nítrico y radical hidroxilo;
2) Proporcionando un electrón para la reducción de peróxidos en la reacción catalizada por la GPx.

El producto de la interacción de la oxidación de GSH, es glutatión oxidado (GSSG, constituido por dos moléculas de GSH unidas por un puente disulfuro) que es regenerado por la glutatión reductasa (GR), esta enzima transfiere electrones del NADPH al GSSG, reduciendo esta molécula. Durante las reacciones catalizadas por la GPx y la GR el glutatión no es consumido, pero es reciclado y así puede de nuevo ser utilizado cuando se requiera.

Por otro lado, durante la generación de conjugados-S-glutatión por las glutatión-S-transferasa (GST) o por la liberación de GSH por las células, el nivel total de GSH disminuye dentro de las células. Por lo tanto, el glutatión utilizado para dichos procesos tiene que ser remplazado por síntesis de novo.

El GSH extracelular y los conjugados-S-glutatión son sustratos para la enzima γ-glutamil transpeptidasa (γ-GT), esta enzima cataliza la transferencia del motivo γ-glutamilo del GSH (o de los conjugados-S-glutatión) a una molécula aceptora y por lo tanto, generando el dipéptido cisteinilglicina (o el conjugado-S-cisteinilglicina) y el γ-glutamiloconjugado.El dipéptido cisteinilglicina puede ser hidrolizado por ectopeptidasas a cisteína y glicina, aminoácidos que posteriormente pueden ser transportados por la célula a través de transportadores específicos y participar en la síntesis de novo del glutatión. (Samaro y cols. 2011)

1.1.8 Distribución Intracelular de GSH

La síntesis de GSH sólo ocurre en el citoplasma, sin embargo en las células eucariotas, GSH se encuentra en casi todos los compartimentos celulares, incluyendo al núcleo (Díaz y cols. 2011) El transporte entre los diferentes compartimentos celulares es fundamental para la regulación de la proliferación celular. Dentro de las células, el GSH se encuentra predominantemente en su forma reducida, excepto en el lumen del retículo endoplásmico, donde existe sólo en su forma oxidada (GSSG). Entre un 10-15% del GSH intracelular se encuentra en la mitocondria donde alcanza una concentración de 10-12 mM, en tanto que en el citosol la concentración es de 7 mM. Esta diferencia de concentración se debe a que en el interior de la mitocondria no se encuentra la enzima CAT, por lo tanto, GSH es el encargado de inactivar el H_2O_2 generado durante los procesos oxidativos que ocurren en la matriz mitocondrial. (Pastore, 2003)

En la distribución, los transportadores involucrados son: el dicarboxilato y el transportador 2-oxoglutarato. El primero incorpora GSH dentro de la mitocondria por intercambio de fosfato inorgánico, mientras que el segundo, por intercambio de 2-oxoglutarato, la mayor cantidad de

GSH presente en la célula se encuentra repartido en el citoplasma y la mitocondria.

El retículo endoplásmico representa un reservorio de pequeñas concentraciones de la forma oxidada de glutatión (GSSG). Existe un transporte preferencial de GSSG desde el citosol hacia el retículo endoplásmico. La forma oxidada actúa como fuente de equivalentes de oxidación para crear el ambiente necesario para el ensamble y la secreción de proteínas. (Picardo, 2002)

Los órganos principales en la síntesis y degradación de GSH son el hígado y el riñón, así como también en la circulación inter-órgano de la cual también participan: el bazo, los eritrocitos, los leucocitos y el cristalino.

El hígado es el órgano que posee las concentraciones más altas de GSH y es un órgano central en dos aspectos importantes para la biosíntesis de GSH:

1. Los hepatocitos son las únicas células, que tienen la habilidad de utilizar metionina para la síntesis de GSH a través de la vía de la transulfuración, en la cual la metionina es convertida a cisteína y luego esta última es utilizada en la síntesis de GSH.
2. La síntesis hepática de GSH depende de la velocidad de exportación de GSH al plasma, bilis y mitocondria, mediante los distintos sistemas de transporte.

La alta concentración de GSH en el hígado, se relaciona con la función de este órgano en la desintoxicación y eliminación de compuestos xenobióticos. (Denzoin, 2013).

1.1.9 Presencia de GSH en cerebro

La síntesis de GSH en elcerebro, sigue las mismas vías que en otros tejidos. Las enzimas que producen GSH muestran una gran actividad en los plexos coroideos, (aunque el GSH es una molécula que se encuentra con homogeneidad en todo el cerebro, concentración de 1-3 mM), hay regiones en las cuales este metabolito se encuentra en mayores concentraciones y se ha documentado la presencia de las enzimas que son responsables de su síntesis en células gliales y en neuronas.

La concentracion de GSH en astrocitos parece ser mayor que en neuronas en cultivo; no obstante, cuando se coincuban ambos tipos celulares, la concentración de GSH es mayor en las neuronas, indicando su interacción. (Samaro y Cols. 2011)

1.2.1 Metabolismo de GSH en cerebro

Hay investigaciones que indican la presencia de actividad de las enzimas que metabolizan GSH en cerebro (GR y GPx), aunque son menores que en otros tejidos como el riñón e hígado. Además, en cortes histológicos, se ha encontrado inmunoreactividad para GPx en células de la microglia de cerebro de rata. También se han descrito neuronas inmunoreactivas para GPx en la lámina II de la corteza cerebral, el giro dentado y el núcleo del ratón. En contraste, en cerebros humanos se ha encontrado una imunoreactividad débil para GPx en astrocitos y neuronas, pero un incremento significativo se ha encontrado en los márgenes de áreas cerebrales infartadas en cerebros humanos. (Samaro y Cols.2011).

1.2.2 Funciones del GSH en el cerebro

En la actualidad se ha hecho énfasis en las funciones especiales del GSH en cerebro. Se considera que funciona como una neurohormona (o neuromodulador), debido a que:

1) Se ha detectado GSH en el espacio extracelular
2) Su liberación se estimula en cortes cerebrales
3) Se une específicamente a receptores extracelulares que generan cascadas de señalización en astrocitos y
4) Promueve la inducción de corrientes de Na en la neocorteza.

El GSH extracelular tiene funciones desintoxicantes, por ejemplo en la isquemia cerebral experimental se metaboliza por medio de la γ-GT para generar compuestos menos tóxicos, entre ellos encontramos el γ-glutamil glutamato que se forma por la combinación con glutamato, un componente que en condiciones de isquemia se incrementa (el glutamato) y genera muerte neuronal por excitotoxicidad.

Otro ejemplo de desintoxicación por el GSH, es el asociado a los metabolitos oxidados de las catecolaminas (*o*-quinonas), ya que se ha observado que la deficiencia en la actividad de la enzima GST se asocia a daño y menor sobrevida de las neuronas dopaminérgicas.

Otra de las funciones del GSH es participar indirectamente con el metabolismo de los leucotrienos. Así, el leucotrieno C4 (LTC4, un conjugado S-GSH) es producto de la transferencia del GSH al leucotrieno A4 (LTA4), mediante la enzima GST; el leucotrieno D4 (LTD4, un conjugado-S-cisteinilglicina) es generado a partir del LTC4 en una reacción catalizada por la γ–GT.Ambos lípidos están relacionados con funciones neuroendocrinas y excitatorias. (Samaro y cols. 2011)

1.2.3 Ansiedad

La ansiedad es un estado emocional aversivo, en el que la sensación del miedo es desproporcionado en relación con la naturaleza. En respuesta a situaciones de amenaza, la sensación de la emoción que constituye la característica subjetiva de ansiedad va acompañado de estrés emocional, que implica comportamiento, expresivo y fisiológico características, tales como una evitación de la fuente de peligro, asumiendo posturas defensivas y un aumento en la presión arterial, respectivamente. La ansiedad es una respuesta emocional normal ante una amenaza.

Cuando existe o ésta emoción es inapropiada, extrema y persistente, se clasifica como patológica, a razón de esto en algunas ocasiones la ansiedad está implicada en una serie de trastornos psiquiátricos, como la depresión, ataques de pánico, fobias, trastorno de ansiedad generalizada. (Fabián y cols. 2010)

1.2.4 Características de la ansiedad

La ansiedad generalizada se define como un estado de malestar caracterizado por intranquilidad, expectación aprehensiva y aumento de la vigilancia en ausencia de un estímulo desencadenante. Con frecuencia se manifiestan también reacciones autonómicas, como sudoración, taquicardia, alteraciones gastrointestinales, tensión muscular, temor e insomnio, entre otras. (Fabián y cols. 2010)

1.2.5 Ansiedad y Diabetes *mellitus*

Los factores psicológicos juegan un papel decisivo en el automanejo de los pacientes con diabetes *mellitus* tipo 2.Hovatta y Tennant (2005), realizaron una investigación sobre la estrecha relación entre los mecanismos de defensa antioxidante y los fenotipos relacionados con la ansiedad en 6 cepas de ratones, en la sobreexpresión local de GSH reductasa y la glioxilasa en los cerebros de ratones diabéticos.

Los resultados Obtenidos fue una sobreexpresión local del GSH reductasa 1 y glioxilasa 1 en la corteza del cerebro, los cuales son genes implicados en el metabolismo de antioxidantes, y están altamente correlacionados con fenotipos asociados a la ansiedad. Mientras que la inhibición de la sobreexpresión de la glioxilasa 1 produjo en los ratones disminución de la ansiedad; en experimentos in vivo la acumulación excesiva de ROS induce a la sobreexpresión del sistema redox de GSH, incluyendo GSH reductasa, además de una sobreexpresión general de antioxidantes, el daño oxidativo producto de el Estrés oxidativo, adicionado con el estrés emocional casusa deterioro y enfermedades en el Sistema Nervioso, al alterar la neurotransmisión y función neuronal. Por medio de dichos resultados se puede establecer que existe cierta relación de causalidad, entre el estado de la producción de antioxidantes en el cerebro con el comportamiento ansioso, y que este efecto glioxilasa 1 y GSH reductasa regulan la ansiedad en los ratones. (Bouayed y cols. 2009).

Por otra parte, en un estudio realizado por Fabián y cols. (2010), se determinó la prevalencia de síntomas de ansiedad y depresión en pacientes con diabetes *mellitus* tipo 2; en 741 pacientes adultos con diagnóstico de diabetes *mellitus* tipo 2, aplicándoles un cuestionario acerca de sus características clínicas, epidemiológicas, síntomas de ansiedad y depresión, encontrando que la prevalencia de síntomas de ansiedad fue del 8.0%, y de síntomas de depresión y ansiedad combinados fue del 5.4%.

1.2.6 Estrés oxidativo su relación con la ansiedad

El cerebro es muy vulnerable al EO debido a su alto consumo de O_2, sus defensas antioxidantes modestas y ricas en lípidos. Si en la producción de metabolitos derivados del oxígeno prevalece sobre el sistema de defensa, ocurre el daño a ácidos nucleicos, proteínas y lípidos de la membrana neuronal rica en ácidos grasos poliinsaturados.

En presencia de EO, la constitución rica en lípidos del cerebro favorece la peroxidación de lípidos que se traduce en disminución de la fluidez de la membrana y daños en las proteínas de membrana de inactivación de receptores, enzimas y canales de iones. Como resultado, el EO puede alterar la neurotransmisión y la función neuronal en general. El EO se ha asociado con varias enfermedades que son específicas del deterioro del sistema nervioso incluidas las enfermedades neurodegenerativas y las enfermedades neuropsiquiatrías.

El alto consumo de O_2 y una constitución rica en lípidos hacen al cerebro altamente vulnerable a desequilibrios redox. El daño oxidativo en el cerebro hace que el sistema nervioso se deteriore. Recientemente, el EO también se ha implicado en la depresión, los trastornos de ansiedad y altos niveles de ansiedad. Los hallazgos que establecen un vínculo entre el EO y la ansiedad patológica, han inspirado a una serie de otros estudios recientes centrándose en la relación entre el estado oxidativo y la ansiedad normal, y también en una posible relación causal entre el EO celular.

En los organismos vivos, un desequilibrio entre la producción de oxidantes y antioxidantes que favorece a los oxidantes provoca el denominado estado de EO. Sin embargo al existir de Estrés oxidativo, la presencia rica en lípidos en órganos como el cerebro, favorece su peroxidación, que se traduce en la disminución de la fluidez de la membrana, receptores, enzimas, éste estado también puede alterar la neurotransmisión, la función neuronal y al cerebro de manera global.

La mayoría de los estudios han demostrado que la ansiedad es controlada por el sistema nervioso y que los sistemas GABAérgicos y serotoninérgicos desempeñan importantes papeles en la regulación de la ansiedad. (Bouayed y cols. 2009)

Un estudio realizado por Lagopoulos (2012), demostró que pacientes con trastornos bipolares tienen una disminución de GSH, sin embargo no encontró correlaciones significativas entre GSH y puntuaciones clínicas de depresión. Los resultados obtenidos en dicho estudio no apoyan la hipótesis de que el EO está implicado en la fisiopatología primaria de trastorno bipolar. Se encontró que la ansiedad en ratones se acompaña por niveles marcadamente elevados de ERO's en las células neuronales y gliales en el cerebelo y el hipocampo, por lo que se sugiere que un desequilibrio en el sistema redox de los ratones con ansiedad desempeña un papel en la neuroinflamación y la neurodegeneración, lo que predispone a infección recurrente.

De acuerdo a la Información analizada se demuestra que el EO y la ansiedad están relacionadas con el comportamiento, además de que la ansiedad relacionada con el EO puede revertirse inhibiendo la acción de NADPH oxidasa y/o de la fosfodiesterasa-2, enzima relacionada indirectamente con mecanismos del EO. En otra investigación se encontró que el diazepam no invierte totalmente la oxidación y el estrés, apuntando a un posible uso de antioxidantes en la reducción de altos niveles de ansiedad. (Jaouad y Hassan, 2009)

1.2.7 Modelos conductuales como indicadores de ansiedad

La mayoría de los modelos conductuales en animales para evaluar a nivel preclínico los efectos farmacológicos de antidepresivos, antipsicóticos u ansiolíticos no considera las consecuencias de la intervención farmacológica sobre la conducta social del animal.

Esto se debe a que la evaluación de la conducta social de un individuo supone la observación de las interacciones que establece ese individuo con al menos un individuo más. De hecho, la definición básica de conducta social se basa en una "unidad conductual" distinta formada por los individuos que establecen la interacción y donde la influencia en la conducta de uno sobre otro no parece diferenciable claramente. (Sáez y cols. 2012)

1.2.8 Evaluación conductual

Los experimentos conductuales se llevan a cabo en ausencia del experimentador en un cuarto con temperatura e iluminación reguladas y con amortiguación del sonido, provisto con facilidades para su grabación en video. La cámara de video debe estar colocada en todos los casos de tal manera que permita evaluar la conducta. La evaluación se hace con las filmaciones en video, aunque una toma de registro de los datos en el momento de la prueba también es conveniente.

Todos los experimentos se hacen en el mismo horario, cuando se realizan en días subsecuentes y los implementos (laberinto, caja de campo abierto, plataforma agujereada, etc.) con excepción de las pruebas de enterramiento; se lavan con detergente después de cada prueba. La formación de los grupos experimentales y la evaluación de la conducta, se hacen en forma aleatoria por un observador ignorante de las condiciones experimentales. (Rejon y cols. 2010)

1.2.9 Pruebas no condicionadas

Las pruebas en roedores se pueden clasificar en condicionadas y no condicionadas. Las primeras requieren necesariamente del entrenamiento exhaustivo de los animales, que son expuestos a estímulos no habituales para determinar efectos sobre la memoria/aprendizaje, el apetito o la función perceptual.

Por el contrario, las pruebas no condicionadas no requieren de entrenamiento, por lo que son menos sensibles a procesos motivacionales y se basan en respuestas espontáneas de la conducta del animal, éstas han permitido el desarrollo de una serie de paradigmas basados en la observación de una variedad de conductas del roedor y la mayoría de los procedimientos conductuales; para el estudio farmacológico de la ansiedad, las evaluaciones se basan en este tipo de pruebas.

Entre las pruebas de mayor uso se encuentran: la de campo abierto, del laberinto elevado, de la caja luz/oscuridad, de choque/enterramiento, de enterramiento de canicas y de plataforma agujereada. (Rejon y cols. 2010)

1.3.1 Comportamiento Exploratorio

Es evocado por estímulos novedosos y consiste en actos de conducta y posturas que permiten la recopilación de información sobre los nuevos objetos y partes desconocidas del medio ambiente, es esencial para la supervivencia, debido a la mayor posibilidad para encontrar la comida, agua, pareja de apareamiento, refugio. El comportamiento exploratorio es un momento influenciado por las motivaciones para explorar, así como el comportamiento en un nuevo ambiente, influenciada por la curiosidad o motivación para explorar, y en las pruebas de comportamiento en los roedores, se basa en la exploración; se usan a menudo con los efectos relacionados con la ansiedad de drogas psicoactivas y el bloqueo de la motivación apetitiva basados en la dopamina. (Mallo, 2006)

1.3.2 Laberinto elevado en cruz

Para evaluar el estado de ansiedad de los animales, se emplea un aparato como el que se muestra en la imagen 5. Consta de cuatro brazos situados a un metro de altura del suelo, de los cuales dos son cerrados (con paredes altas) y los otros dos carecen de paredes (abiertos). La prueba consiste en introducir un animal en un tiempo determinado (5-15 minutos), registrando la deambulación del animal (el recorrido que realiza por el laberinto) y la diferencia en cuanto al tiempo de permanencia entre los brazos abiertos y cerrados. Los resultados confirman que los animales con un nivel de ansiedad mayor permanecerán la mayor parte del tiempo a los brazos cerrados, visitando en contadas ocasiones las partes abiertas del laberinto. (Arias y cols. 2005)

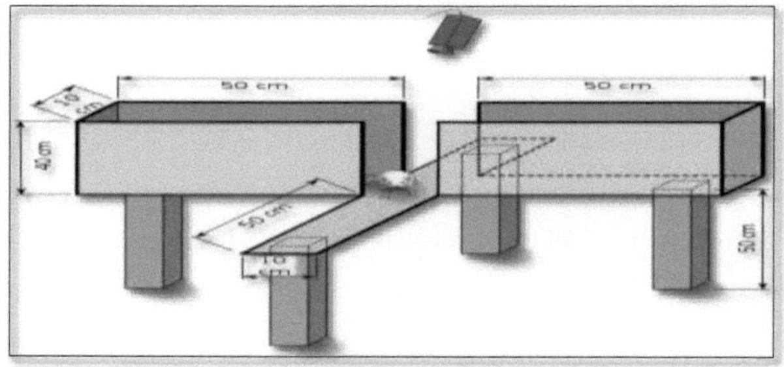

Imagen 5. Laberinto elevado en cruz (Arias y cols. 2005)

1.3.3 Campo Abierto

La imagen 6, muestra la prueba que consiste en evaluar la reacción de un animal experimental en un recinto amplio y muy iluminado y registrar si este explora de manera activa el recinto experimental o bien si se queda inmovilizado cerca de las paredes del mismo. Algunos autores han relacionado la ansiedad del animal con el número de defecaciones e inversamente con la actividad exploratoria desplegada dentro del contexto experimental.

La administración de sustancias con perfil ansiolítico hace que los animales exploren durante más tiempo el recinto y defequen menos. Esta prueba es una de las más utilizadas en el campo de la psicofarmacología como una herramienta de screening inicial para estudiar el perfil conductual de un fármaco.En la prueba los animales que muestran un mayor grado de actividad motora en el corredor circular presentan una mayor reactividad hormonal en condiciones de estrés. (Redolar, 2008).

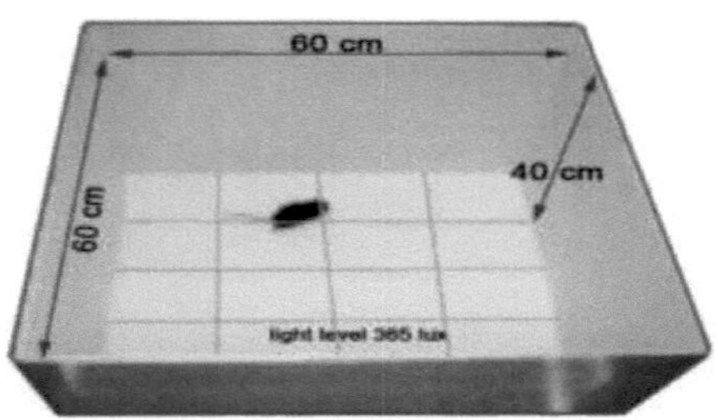

Imagen 6. Prueba de Campo abierto (Redolar, 2008).

1.3.4 Clasificación y nombre científico del Wereke

Wereke (Ibervillea sonorae)

Otros nombres: guereque, choya-huani.

Familia: Curcubitáceas.

Parte de la planta empleada: la raíz.

Componentes Químicos de *Ibervillea sonorae* : Se han descrito compuestos del tipo cucurbitano, glucósidos tipo cucurbitano, agliconas (kinoina A, B y C) y diversos monoglicéridos y ácidos grasos. (Hernández-Galicia y cols. 2007)

Generalidades y Propiedades del Wereke (*Ibervillea sonorae)*

El wereke (Imagen 7), ha sido utilizado por varios grupos étnicos de México por sus propiedades medicinales, como antiséptica además de tener aplicación en el tratamiento de la diabetes, los métodos de consumo varían desde infusiones (té) hasta tabletas y cápsulas. (Ross, 2008).

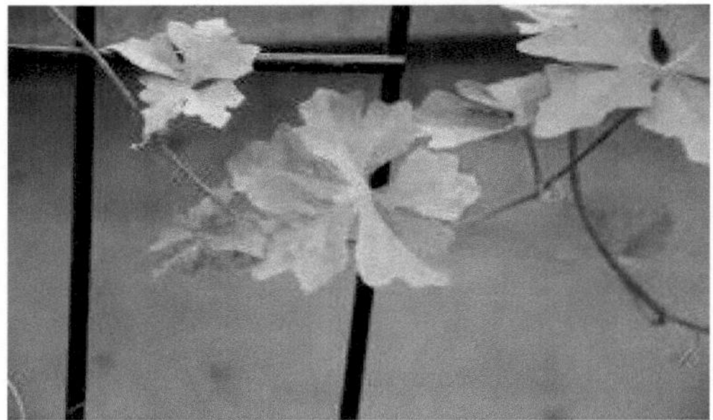

Imagen 7. Planta Ibervillea sonorae (Ross, 2008)

Rivera y cols. (2011), evaluaron el efecto hipoglucemiante del wereke (el cual se les administro en una dosis de 200mg/kg)sobre ratones alimentados con altas cantidades de fructosa, comprobando que previene la obesidad, dislipidemia e hiperglucemia inducida por la dieta hipercalórica, se observo que ha mayores de 400mg/kg se aumentan los triglicéridos, colesterol LDL y disminuyen las HDL. Sugiriendo que, la disminución de la glucosa en la sangre, puede ser resultado de una mejora en la sensibilidad de la insulina reduciendo la resistencia de estas en las células.

El efecto hipoglucemiante de esta planta, se evaluó en ratas Wistar, a las que se les administró estreptozotocina (10μg y 30μg, STZ) para inducir la diabetes y comparando sus efectos como referencia se empleó a la Glibenclamida. Demostrando los resultados, que Ibervillea sonorae tiene el mismo efecto bloqueador no selectivo de los canales de K_{ATP}, ya que puede actuar directamente en las células β del páncreas como modulador de insulina, sin embargo analizando más a fondo a concentraciones, el efecto se explica por la presencia de algunos compuestos, como saponinas esteroidales (catarantinas), cucurbitacinas y otros triterpenos tetracíclicos así como péptidos parecidos a la insulina. (Dorantes, 2012)

1.3.5 Generalidades de la Cepa Wistar.

La rata Wistar utilizada en este proyecto, fue producida por primera vez por H. H. Donaldson a principios de este siglo en el Instituto Wistar de E.U.A y hasta la fecha sigue siendo un modelo animal altamente utilizado. Su clasificación científica es la siguiente:

Orden: Rodentia.

Suborden: Myomorpha

Familia: Muridae.

Género: Rattus.

Especie: norvegicus.

Línea: Wistar.

Está perfectamente caracterizada desde el punto de vista anatómico, fisiológico y genético, se reproduce sin complicaciones, son animales muy adaptables, fáciles de cuidar y manejar. Es posible producirlas libres de gérmenes y de enfermedades con lo cual se reduce la principal variable no controlada que invalida la investigación con animales. (García y cols. 2011)

1.3.6 Diabetes por Inducción química

El uso de agentes químicos para producir diabetes, permite realizar estudios detallados de eventos bioquímicos y morfológicos que ocurren durante y después de la inducción del estado diabético. Existen distintos tipos de agentes químicos. Los primeros son sustancias con citotoxicidad específica que destruyen a las células β del páncreas y causan un estado de deficiencia primaria de insulina. El segundo lo constituyen agentes que actúan sobre las células β pero no las destruyen. Los agentes más utilizados son la aloxana y la STZ, estos compuestos en dosis diabetogénicas actúan sobre las células β. (Ramos y cols. 1994)

1.3.7 Estrepzotocina y su capacidad diabetogénica

La estrepzotocina (2-deoxi-2-(3-metil-3-nitrosourea) 1-d-glucopiraranosa) es un antibiótico aislado de Estreptomyces acromógenes.

La Estreptozotocina, agente diabetogénicomás utilizado debido a su acción selectiva sobre las células β del páncreas. Se cree que provoca un decremento en los niveles del dinucleótido de nicotinamida adenina (NAD), ya que puede disminuir tanto su síntesis como incrementar su hidrólisis. (Ramos, 2006). Posee propiedades antibacterianas, tumoricidas y cancerígenas.

También es conocida como fármaco antineoplásico; con propiedad alquilante (metilación) capaz de producir necrosis en las células β pancreáticas, en un proceso de transferencia del grupo metilo de STZ a la molécula de ADN provocando daño en la cadena (Lenzen 2008).Ante este daño, en la cadena de ADN, se activa la enzima Poli-ADP-Ribosa Polimerasa (PARP), cuya función consiste en la reparación del ADN; en el proceso de reparación hay un agotamiento de NAD$^+$, y por lo tanto inhibición de formación de NAD$^+$ y ATP, alcanzando con esto la muerte celular.

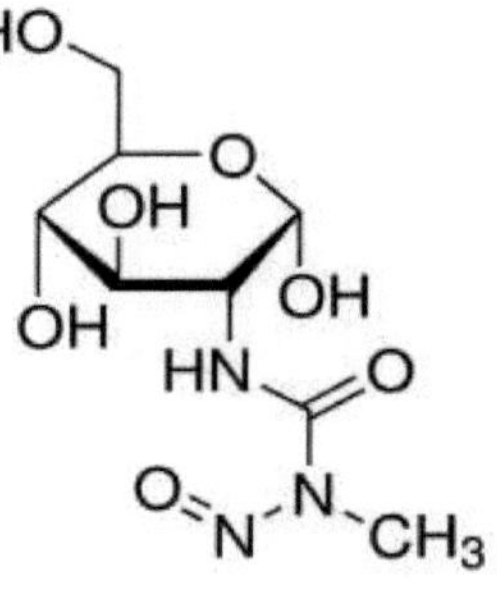

Imagen 8. Estructura de la estreptozotocina (Cardinal y cols. 2008)

2.0 Justificación

Las personas diabéticas poseen un alto grado de Estrés Oxidativo debido a sus desordenes metabólicos y como resultado, es muy común que padezcan una etapa ansiedad y depresión, manifestados en cambios bruscos de humor, los cuales pueden estar influenciados por variables externos como la alimentación, la familia, presión en el trabajo, etc.

Es bien sabido que, químicamente en la diabetes *mellitus* existe una mayor producción de especies reactivas de oxígeno producto de la hiperglucemia, así como también se ha observado una acumulación de metabolitos como: triosas, fructosa, sorbitol, etc., provocando el aumento de Radicales libres.

Debido a que diversos estudios han relacionado directamente el Estrés Oxidativo con la ansiedad, depresión y trastornos bipolares, entre otros; resulta importante conocer el impacto que tiene el evaluando el comportamiento en ratas diabéticas.

3.0 Hipótesis

Las ratas con diabetes *mellitus* presentarán un aumento en la cantidad de radicales libres y en consecuencia una disminución en la producción de antioxidantes endógenos (principalmente GSH), lo cual se verá reflejado en altos grados de ansiedad, infiriendo que existe una correlación inversa entre los niveles de glucosa y antioxidantes con los parámetros conductuales. El extracto de wereke posee propiedades hipoglucemiantes, y como resultado deberá disminuir el nivel de estrés oxidativo y de ansiedad en el grupo que se le administre.

3.1 OBJETIVO GENERAL

- Evaluar el efecto antioxidante del extracto de wereke sobre el estrés oxidativo y la ansiedad en ratas diabéticas.

OBJETIVOS ESPECÍFICOS

- Inducir la diabetes *mellitus* en ratas Wistar.
- Evaluar el efecto ansiolítico del extracto de Wereke a través de las pruebas conductuales.
- Evaluar el efecto hipoglucemiante del extracto de wereke sobre las concentraciones de glucosa en ratas diabéticas.
- Medir la concentración de Glutatión en el páncreas, hígado y cerebro.

4.0 Materiales y métodos

Diagrama de estudio

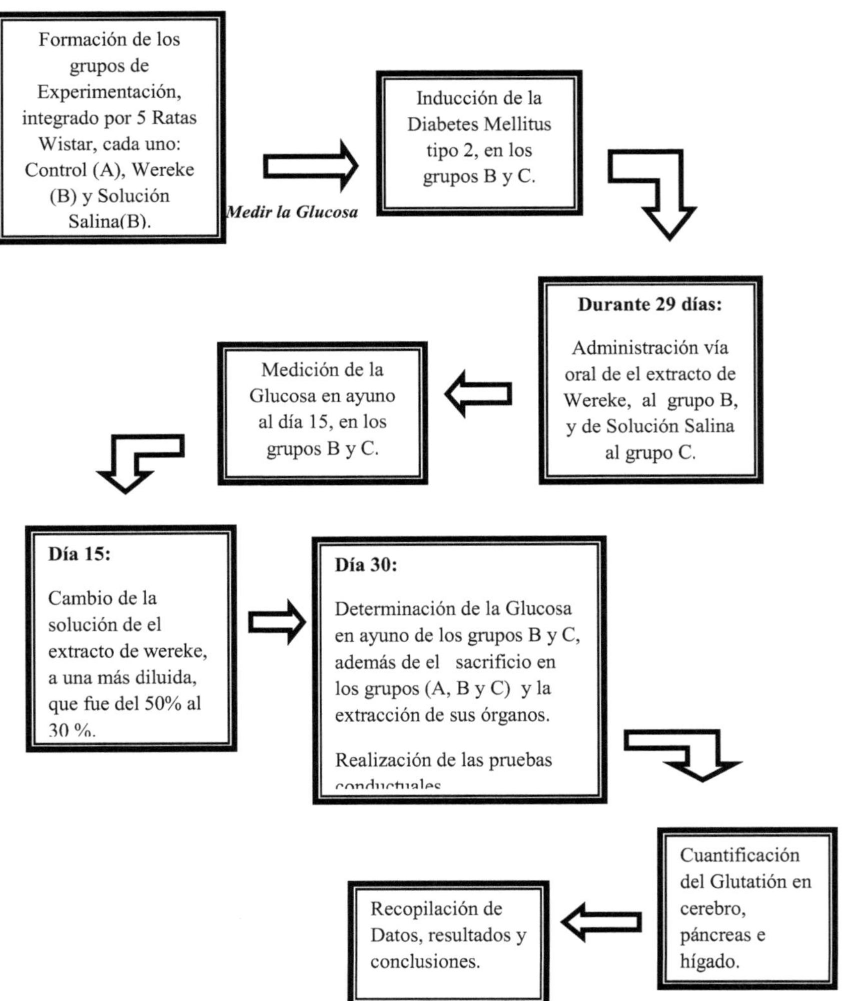

4.1 Diseño Experimental

Las ratas fueron divididas en tres grupos. El primer grupo (A) es el grupo control, compuesto por 5 ratas Wistar macho. A los grupos (B) y (C) se les indujo la diabetes *mellitus* tipo 2, mediante una inyección de STZ a una dosis de 30 mg/kg, vía intraperitoneal por 3 días consecutivos. Posteriormente al quinto día se cuantificó la concentración de glucosa a ambos grupos (en ayuno de 4 horas) para que se confirmara si las ratas ya habían desarrollado la diabetes *mellitus* tipo 2.

Una vez confirmada la patología en los animales; al grupo (C) se le administró solución salina mediante sonda nasogástrica mientras que, al grupo (B) le fue administrado el extracto de Wereke. A los 15 días de haber iniciado los tratamientos, se midieron las concentraciones de glucosa a los grupos (A) y (B), para monitorearlas. Se cambió el extracto de Wereke inicial (50%) que se administró durante este periodo de tiempo; por un extracto de Wereke más diluido (30%). En este mismo día (15) se realizó la prueba de laberinto elevado en cruz y el campo abierto en las ratas control.

A los 30 días de experimentación, se evaluaron las concentraciones de glucosa a las ratas de los grupos (B) y (C). Posteriormente, los animales fueron transferidos de lugar a donde se realizaron las pruebas conductuales. Ahí estuvieron por una hora con una luz roja encendida, esto se realiza con el propósito de que tengan un tiempo de adaptación, porque al ser cambiadas de lugar puede aumentar los niveles de ansiedad. Posteriormente, los animales se sacrifican para extraer los tejidos de interés para cuantificar el GSH.

Modelo animal

Se emplearon ratas Wistar macho, ubicadas en el Laboratorio de Comportamiento Reproductivo y Farmacología Sexual, de la Universidad Autónoma de Tlaxcala (UATX). Se mantuvieron en jaulas de polipropileno a temperatura ambiente, con ciclos de luz/oscuridad de 12h, con acceso al agua y alimento *ad libitum* durante todo el experimento. Los animales se alimentaron con la dieta convencional para roedores, Rodent Laboratory Chow (Purina). La composición de la dieta se muestra en la tabla 1.

Los animales se distribuyeron en 3 grupos, cada grupo con 5 ratas, de la siguiente manera: Control; Diabéticos sin tratamiento (Solución salina), Diabéticos con tratamiento no farmacológico (*Ibervillea sonorae*). Los experimentos realizados cumplieron con la Norma Oficial Mexicana NOM-062-ZOO-1999: "Especificaciones técnicas para la producción, cuidado y uso de los animales de laboratorio".

Tabla 1. Contenido de la dieta para roedores

Humedad	12.00 %
Grasa	3.00 %
Ceniza	2.00 %
Calcio	4.00 %
Proteína	23.00 %
Fibra	6.00 %
E.L.H	49.%
Fósforo	1%

Inducción de la Diabetes Mellitus

Para fines del presente estudio, se administró STZ intraperitoneal por 3 días consecutivos en ayuno de 4 horas, con el fin de que el oxidante ocasionara daño en las células β pancreáticas. Con una dosis de 30 mg/ kg, a partir de una solución de 20 mg/mL de estreptozotocina, diluida en agua desionizada; la cual debía de ser utilizada en los primeros 20 minutos de su preparación.

Material vegetal y preparación del extracto

La raíz de *Ibervillea sonorae* se compró en el mercado Benito Juárez de la ciudad de Huatusco de Chicuellar, Veracruz y se almacenó en un lugar fresco y seco, hasta su preparación. La raíz se trituró para facilitar su manejo; el extracto se preparó usando 120 g de raíz en 1L de agua purificada, a las 24 horas se adicionó 1L más de agua, quedando la mezcla con una concentración final de 60 mg de raíz/mL; se licuó y filtró utilizando una bomba de vacío. Una vez filtrado se almacenó en refrigeración durante el tiempo de administración. El extracto se administró diariamente por vía oral a una dosis de 1mL/kg; como se muestra en la tabla 2.

Tabla 2. Etapas del estudio y dosis empleadas

Etapa de estudio	Duración	Dosis empleada
1 (Del día 1 al 15)	15 días	50%
2 (Del día 16 al 30)	15 días	30%

Determinación de niveles de Glucosa sérica

La glucosa se determinó por medio de un dispositivo que posee el instrumento, utilizando una lanceta para obtener una muestra de sangre periférica que permitirá la impregnación directa de la sangre en la tira reactiva, posteriormente se coloca en el dispositivo correspondiente y se produce la reacción. La toma de muestra sanguínea se realizó por punción en la punta de la cola de la rata para obtener la gota necesaria en la determinación de las concentraciones de glucosa. La técnica de medición en este tipo de reactivas, se basa en una reacción enzima/coenzima con una transformación que convierte a la glucosa posteriormente en una señal que puede ser digitalizada, mostrada en un visor. (Quirce y cols. 2012).

Laberinto elevado en cruz

Para esta prueba, se emplea un laberinto elevado, que consta de 2 brazos abiertos (50 x 10 cm), cruzado en ángulo recto con dos brazos opuestos del mismo tamaño, los cuales están cerrados por paredes de 40 cm de alto, excepto en la parte central donde los brazos se cruzan. Todo el laberinto permanece elevado a 50 cm por encima del suelo, posee un borde de plexiglás (0.5cm espesor), para evitar que la rata se resbale y caiga. Las sesiones experimentales son de 5 minutos y son grabadas en una cámara de video conectada a una computadora, con el propósito de registrar cada movimiento.

En la prueba de laberinto elevado en cruz; se coloca la rata en el centro con la nariz frente a uno de los brazos abiertos y se les permite explorar durante 5 minutos, al cambio de la rata el laberinto se limpia con una solución de etanol al 5% y se seca con un paño. Se registra el número de entradas que realiza la rata con sus 4 patas a los brazos, el tiempo que permanece en cada brazo y el número de cruces (ir brazo cerrado-cerrado o del brazo abierto-abierto).

Campo abierto

En esta prueba, se coloca a la rata en una jaula de polipropileno, la cual es dividida en 4 cuadros verticales y 3 cuadros horizontales, todos y cada uno de ellos deben ser perfectamente proporcionales. Para realizar la prueba, la reja de acero de las jaulas es retirada. Al igual que en la prueba del laberinto; la sesión dura 5 minutos. Esta prueba, se realiza después de la prueba del laberinto elevado en cruz y también es grabada con una cámara de video conectada a una computadora. En esta prueba, la rata se coloca en el centro de un cuadro de la jaula de polipropileno, se deja que la rata explore y al momento que lo hace se cuentan el número de cuadros que cruza con sus patas traseras.

Evaluación del peso relativo de los órganos

Al término de la etapa de administración del extracto, se sacrificaron los animales para extraer los órganos y calcular el peso relativo de cada uno; teniendo en cuenta la relación: peso individual de cada órgano/peso del animal completo, con el fin de evaluar el posible daño causado a los animales por la administración del extracto.

Cuantificación de GSH en homogenado de hígado y páncreas

El método se basa en el método descrito por Beutler y cols., (1963) que refiere el desarrollo del color amarillo relativamente estable, cuando el compuesto 5´5-ditiobis-2 (ácido nitrobenzoico) (DTNB, reactivo de Ellman) es agregado a los compuesto sulfhidrilo presentes en el GSH. El homogenado se hizo en tubos de 15 mL se colocaron 3.5 mL del buffer de EDTA y 0.5 mL Acido metafosfórico, se adicionó 1mL del homogenado de tejido (0.2g de tejido en 1.5 mL de buffer de fosfato de sodio).

Los tubos con las muestras de tejido se mantuvieron a 4°C, manejándolos con precaución para evitar la reoxigenación de la solución y se centrifugaron a 4500 rpm durante 25 minutos; tanto los estándares como las muestras problemas se prepararon por duplicado y en cada tubo de 10 mL se colocaron: 2 mL de tris más 1 mL de sobrenadante del tejido centrifugado, después se adicionaron 50 µL de DTNB e inmediatamente se agitó, se dejó reposar por 5 minutos a 4°C y se cuantificó su absorbancia a 412 nm a temperatura ambiente, utilizando un espectrofotómetro UV-Vis.

La concentración de GSjH en las muestras se calcularon al extrapolar las absorbancias de las mismas en una gráfica de calibración con concentraciones conocidas (0, 1, 5, 10, 20, 40, 50µM). Finalmente los valores obtenidos de GSH en las muestras se expresaron como µM de GSH por gramo de tejido. (Beutler y cols. 1963).

Análisis estadístico

Los resultados obtenidos en el estudio, fueron analizados utilizando el software Prism 5.0 y Sigma Stat 3.5. Con los datos obtenidos se realizó la estadística descriptiva de los parámetros de estudio, se evaluó la asociación entre las variables con pruebas t de Student y ANOVA de una vía. Las variables dependientes del estudio fueron: peso corporal de los ratones, consumo de alimento, consumo de agua, concentraciones de glucosa, GSH, pruebas conductuales como la prueba de laberinto elevado en cruz y la prueba de campo abierto. Mientras que la variable independiente fue: el extracto acuoso de *Ibervillea sonorae*.

5.0 Resultados y discusión

Peso corporal

La Gráfica 1, proporciona los pesos corporales de las ratas con Diabetes *mellitus* tipo 2, que recibieron diferencialmente el extracto de Wereke o únicamente Solución Salina durante los 30 días que duró la prueba. Donde se observan las variaciones en ambos grupos y aunque al inicio del periodo experimental no hay diferencias en los pesos de los animales; a partir del día 21 se observa que las ratas del grupo que recibió el extracto de wereke disminuyeron su peso corporal hasta el día 30 (p= 0.0032), comparado con el día 1.

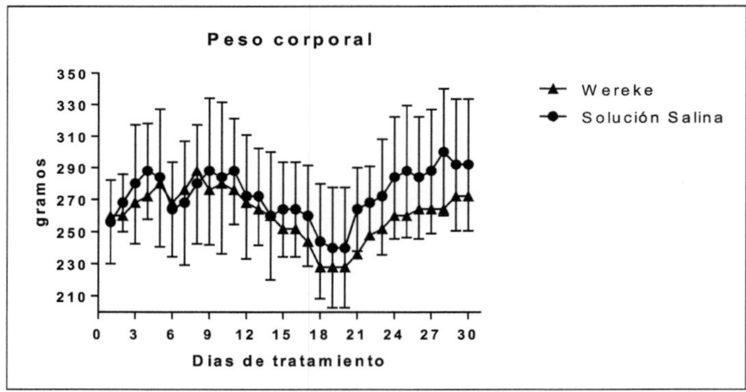

Gráfica 1. Peso corporal de las ratas durante el periodo experimental

A partir del día 21 al 30, el peso corporal de las ratas administradas con wereke disminuyeron en comparación con el grupo de ratas de solución salina; en la literatura estas variaciones en el peso también se observaron en ratas diabéticas (Cisneros y cols., 2011) a las que se les administró Glibenclamida (10 mg/kg) durante 40 días, lo que se explica en la literatura, ya que una vez establecida la enfermedad hay pérdida progresiva de peso al inicio de la enfermedad; debido a que el cuerpo no puede utilizar la glucosa, la energía se obtiene a partir de las grasas almacenadas, también se presenta descontrol en el peso producto de un apetito excesivo o sobreproducción de insulina, o menor actividad física. (Casanueva,2008).

El extracto de wereke mantuvo el peso corporal estable de las ratas, lo que sugiere que el extracto favorece la distribución de los niveles de insulina, además de controlar el apetito.

Consumo de Agua

El consumo de agua durante el experimento, se aprecia en la Gráfica 2, los grupos de ratas con Diabetes *mellitus* tipo 2 que recibieron diferencialmente el extracto de Wereke o únicamente Solución Salina. Donde el consumo de agua en ambos grupos se mantuvo constante hasta el día 17 (p=0.06), observándose una diferencia en el consumo de agua a partir del día 18 (p=0.03) en el grupo de wereke, el cual consumió un mayor volumen de agua, cerca de 60 mL y llegando posteriormente con los días a niveles máximos de 80 mL (días 24 y 25), comparativamente con las ratas que recibieron solución salina las cuales su mayor ingesta de agua al día 24 fue de cerca de 40 mL

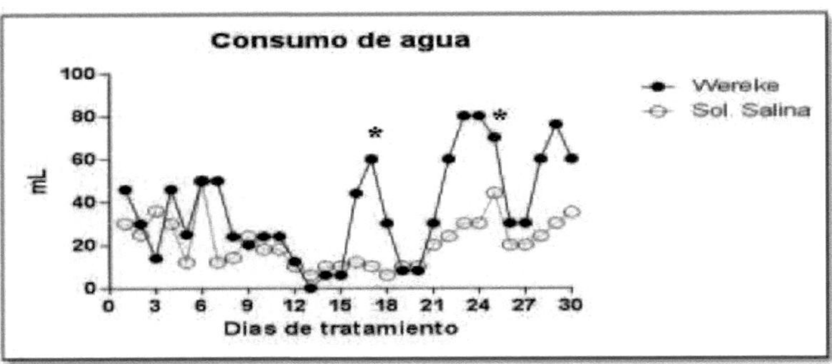

Gráfica 2. Consumo de agua en las ratas durante el periodo experimental

El consumo de agua fue muy parecido hasta el día 18 donde este cambio radicalmente (p=0.03) siendo mucho mayor los días restantes (hasta el 30) en las ratas del grupo wereke. La mayoría de estudios no han reportado evidencias parecidas, debido a que "la diabetes se caracteriza, por polidipsia" (sed excesiva), ya que el exceso de glucosa en la sangre necesita de la excreción de cantidades elevadas de agua para eliminarla vía urinaria. Debido a esto existe una deshidratación ocasionada por el arrastre de líquido y como consecuencia, el consumo excesivo de agua que en los animales se hace evidente.

Concentraciones de Glucosa

En la Gráfica 3, se observan los valores de la glucosa antes de iniciar el tratamiento con el extracto de wereke; donde se observa (como era de esperarse) que existe una mayor concentración de glucosa en los grupos de ratas que recibieron la STZ, siendo el grupo de wereke (170 mg/dL) el que presentó el valor más alto de glucosa en comparación con el control (P=0.0017), seguido por el grupo de solución salina(P=0.002) los cuales también fueron valores altos, (150 mg/dL),el grupo control fue el que presentó la menor concentración de glucosa (73 mg/dL). Al comparar los grupos de wereke y solución salina, (P=0.2849) se observó que no hay diferencias significativas en las concentraciones de glucosa pero si con el grupo control(p=0.0017); al igual que lo que permite establecer claramente que los animales que recibieron la STZ (grupos de wereke y solución salina); al momento de haber iniciado el estudio, eran diabéticos, tomando de referencia que un valor igual o mayor a 126 mg/dL, en ayuna es un indicador de que se ha desarrollado la diabetes.

Gráfica3-. Concentración de glucosa al inicio del estudio

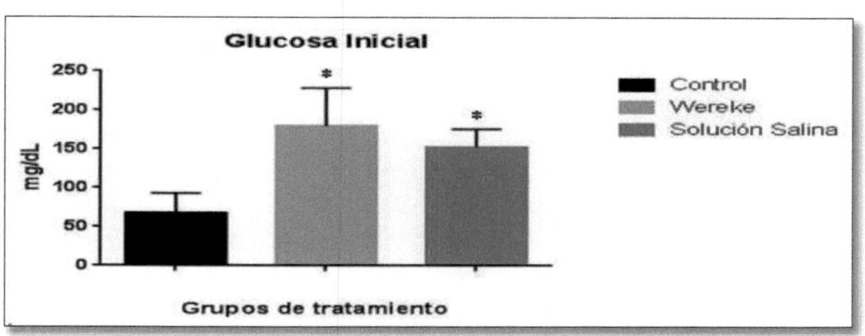

La Gráfica 4, muestra la lectura comparativa de las concentraciones de glucosa únicamente en el grupo de Wereke a los 15 días de haber iniciado la administración del extracto de wereke a las ratas, donde se observa una disminución significativa de la glucosa a valores de 50 mg/dL, (p=0.008), y los valores de glucosa se igualaron con el grupo control (P=0.3026). Después de este tiempo, es claro el efecto del extracto sobre las concentraciones de glucosa, por esto y por datos previos obtenidos en el laboratorio, se ajustó la dilución del extracto para mantener el efecto hipoglucemiante sin comprometer la vida del animal, ya que de continuar con el extracto a esa dilución (50%) como se observa en la figura 8, podrían llegar a valores de hipoglicemia y causar seguramente la muerte del animal, por disminuir las concentraciones de glucosa y no por las complicaciones que pudiera ocasionar la diabetes en estos animales, administrando los 15 días restantes del experimento, el extracto diluido.

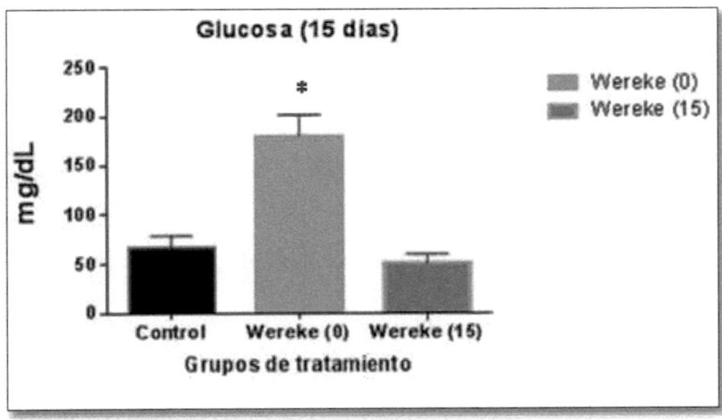

Gráfica 4. Concentración de glucosa a los 15días del estudio.

En la Gráfica 5, se observan los cambios en las concentraciones de glucosa después de haber administrado el extracto por 30 días; donde se puede apreciar que comparativamente contra el grupo control, los animales que recibieron wereke presentaron valores de glucosa iguales (p=0.1548) a este, lo cual comparativamente con las concentraciones de glucosa a los 15 días de tratamiento con el extracto (Gráfica 4) nos permite confirmar que el cambio en la dilución del extracto (30%) fue adecuado, ya que pudieron haber muerto los animales si continuaban con el extracto inicial (50%).

En el caso de los animales que recibieron únicamente solución salina se observa que existe una diferencia en las concentraciones de glucosa (p=0.0138) comparados contra el grupo control y al hacer la comparación con el grupo de Wereke, de igual manera se observa una diferencia significativa en las concentraciones de glucosa (p=0.0368); siendo el grupo de solución salina el que tuvo las lecturas de glucosa más altas al término del periodo de 30 días, lo cual resulta lógico; ya que este grupo de animales con diabetes no recibieron ningún tratamiento para ayudarles a controlar la patología, únicamente se les administró la solución salina para mantener el manejo de los animales igual al grupo de ratas que recibieron el extracto de wereke. Lo que demuestra que el extracto de wereke ayuda a disminuir las concentraciones de glucosa en los animales diabéticos.

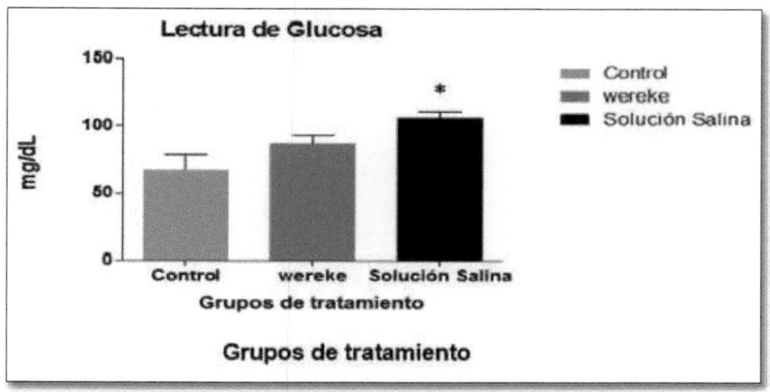

Gráfica 5. Concentración de glucosa al término del estudio.(Día 30)

En la Gráfica 6, se muestra la reducción en la concentración de glucosa (p=0.04) en los grupos de ratas tratadas con Wereke y con solución salina. Los valores mostrados se obtuvieron de la diferencia entre las concentraciones de glucosa iniciales (día 0) y las finales (día 30) en donde, en el caso del grupo de Wereke se observa una disminución de la concentración de glucosa de alrededor de 100 mg/dl en comparación con el grupo de ratas con solución salina, en el cual; la reducción en la concentración de glucosa fue aproximadamente de 50 mg/dl, lo que demuestra el efecto del extracto sobre las concentraciones de glucosa mientras que la disminución observada en los animales que recibieron solución salina, muestra lo que el organismo por si solo puede controlar la enfermedad en el periodo de 30 días.

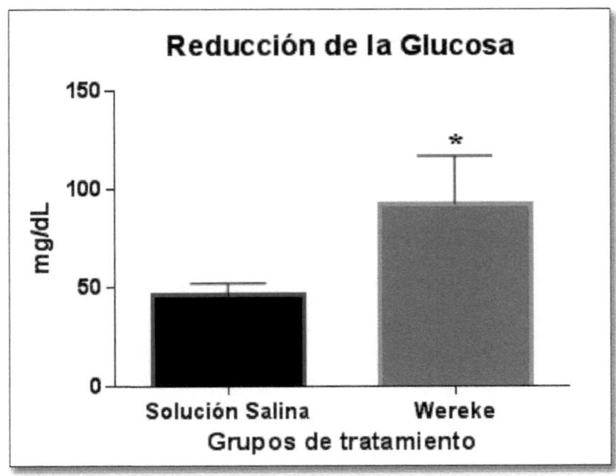

Gráfica 6. Disminución de la cantidad de glucosa

Muchas investigaciones han demostrado el efecto de la Estreptozotocina (STZ) al elevar los niveles de la glucosa; Figueroa y cols. (2012), estudiaron la caracterización de un modelo de diabetes tipo 2 en ratas Wistar hembras inyectadas con STZ a una dosis de 135 mg/kg, midiendo la glicemia durante 120 días; observando un incremento de la glucosa de hasta 75% por arriba de los parámetros marcados (90 mg/dl)(Figueroa, 2012).

Al día 30 se midió la lectura de glucosa en los tres grupos (Fig.VI), con ayuno de 5 horas, obteniendo resultados de 67.2 mg/dl control, 87.9 mg/dl wereke, 106.4 Solución salina mg/dl, teniendo como referencia que la glucosa en ayunas en personas aparentemente sanas debe tener niveles menores a 100 mg/dl, con lo cual se infiere que el extracto de wereke posee propiedades para disminuir los niveles de glucosa, a los niveles considerados normales y no hiperglucémicos.

Laberinto elevado en Cruz

La Gráfica 7, muestra los resultados del número de entradas de las ratas los brazos, donde se compara el número de entradas en cada brazo, ya sea en el abierto o en el cerrado e inclusive los que permanecieron en el centro, cabe mencionar que esta última zona no se toma como referencia para indicar nivel de ansiedad, ya que ésta se encuentra en medio de ambos brazos (cerrados y abiertos), solo se registró el dato como referencia, ya que algunas ratas permanecieron cierto tiempo en esta zona sin salir a los brazos abiertos, ni entrar a los cerrados.

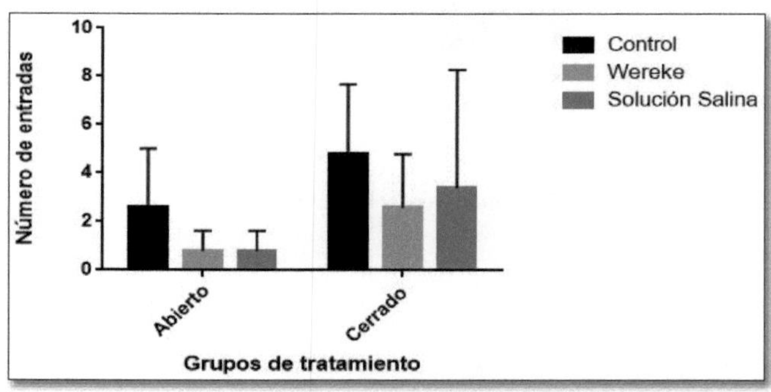

Gráfica 7. Prueba de laberinto elevado en cruz

En la actividad tanto en los brazos abiertos como los cerrados, al comparar el nivel exploratorio de las ratas por grupos, medido con el número de veces que entran en uno u otro brazo, se observa que tanto el grupo control con wereke (P=0.20) y solución salina (P=0.59)no presentan diferencias significativas, al igual que tampoco las hubo en wereke con solución salina (P=0.74), lo que demuestra que el extracto de wereke no produce ningún cambio en la actividad exploratoria de los animales.

Porcentajes de entradas en cada brazo

La Gráfica 8, muestra los porcentajes de entrada de cada brazo, este parámetro se utiliza como referencia para conocer la proporción entre el tiempo y las entradas de los grupos en cada brazo.

De manera similar a lo observado en los datos previos (Gráfica 8), los porcentajes de los grupos control y wereke (P=0.98), control y solución salina(P=0.11)confirman que no existen diferencias en el número de entradas, al igual que tampoco las hubo en los grupos Wereke y solución salina (P=0.40).

Gráfica 8. Porcentaje de entradas de los grupos en cada brazo

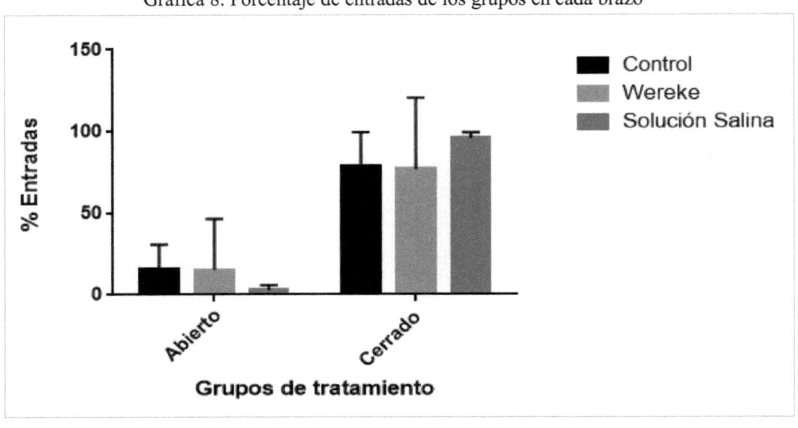

La prueba de laberinto de brazos elevados en cruz (Gráfica 7), busca demostrar la capacidad ansiolítica del extracto de wereke así como la comparación de los niveles de ansiedad en los tres grupos estudiados. Y por los resultados obtenidos, al realizar la estadística, no presentó diferencias significativas de la actividad tanto en el número de entradas, su porcentaje (Gráfica 8) y el tiempo de permanencia en los brazos abiertos y cerrados (Gráfica 9).

Tiempo en los brazos:

La gráfica 9 muestra los tiempos de permanencia en cada brazo, en el caso del brazo abierto, el grupo que recibió el extracto de wereke al igual que el grupo con solución salina, no mostraron ninguna diferencia significativa (P=0.40), al igual que tampoco la hubo con el control (p=0.98 y 0.11, respectivamente); en el caso del tiempo de permanencia en el brazo cerrado, se observa la misma respuesta, es decir que no se presentaron diferencias entre los distintos grupos de tratamiento (p=0.92, wereke y p=0.10 solución salina) contra el grupo control, ni tampoco la hubo al comparar ambos grupo (P=0.35) confirmando lo observado en la gráfica 11, que el extracto de wereke no produce ningún cambio en la actividad exploratoria de los animales.

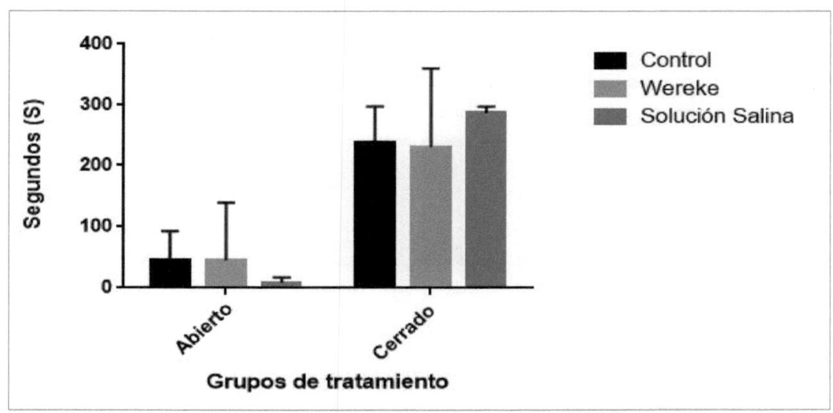

Gráfica 9. Tiempo de entradas en los brazos cruzados.

Porcentaje de tiempo en cada brazo

La Gráfica 10, muestra los porcentajes del tiempo de permanencia en cada brazo, al igual que los datos mostrados en la gráfica 8; también se utilizan de referencia para conocer la proporción entre el tiempo y las entradas de cada grupo en cada brazo.

Los datos previos (Gráfica 8) con resultados de grupo control y wereke (P=0.98), control y solución salina (P=0.11) aunado a éstos, wereke y solución salina (P=0.40)(Gráfica 9), confirman que no existen diferencias entre los grupos de ratas evaluadas en esta prueba.

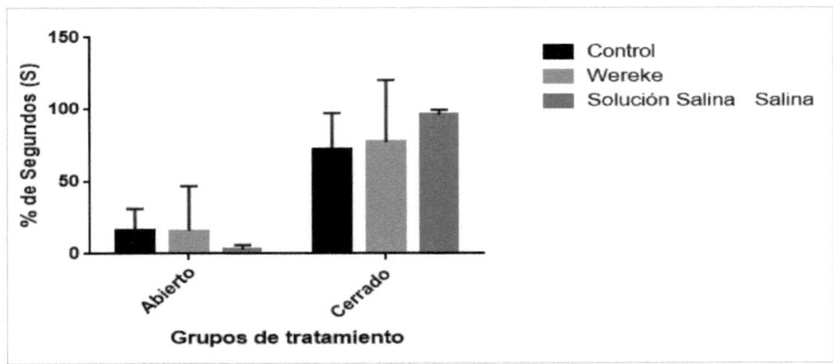

Gráfica 10.- Porcentaje de tiempo de permanencia en los brazos cruzados

En las entradas totales (gráfica 11.a), el tiempo total (gráfica 11 b), los porcentajes del número de entradas (gráfica 8) y el porcentaje del tiempo de permanencia en cada brazo, no existieron diferencias significativas y al no existir tales diferencias estadísticas en los tres grupos de animales, se pueden inferir que los grupos control, wereke y solución salina presentaron los mismos niveles de ansiedad, con lo que se demuestra que el extracto de wereke no posee propiedades ansiolíticas.

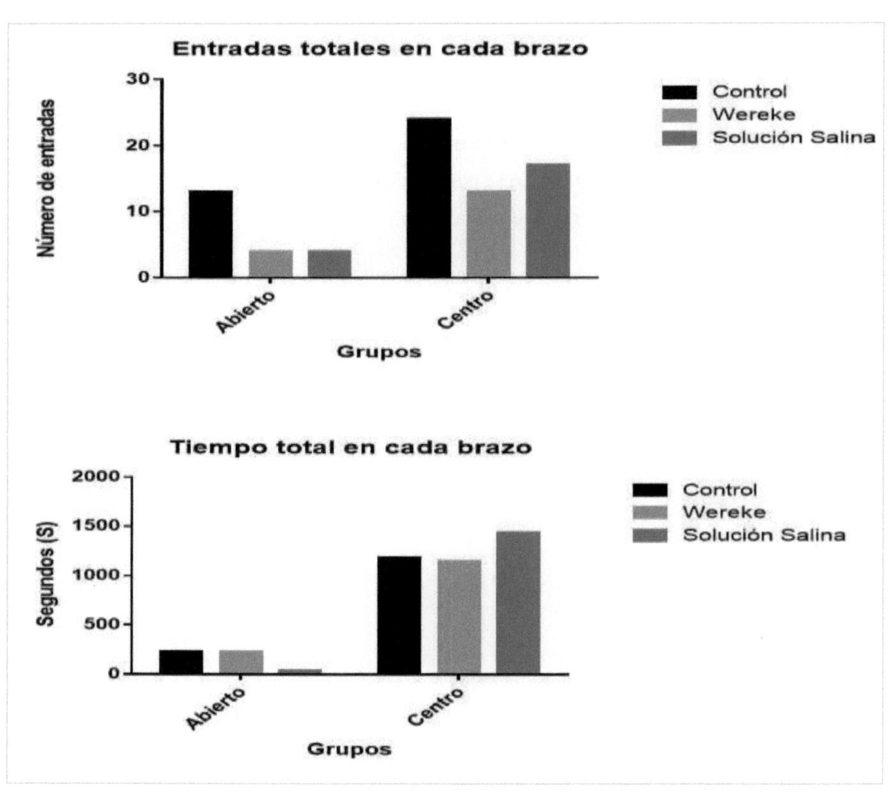

Gráfica 11.- Total de entradas 11.a (Arriba) y de tiempo 11.b (Abajo) en cada brazo por grupo.

Campo Abierto

La gráfica 12, presenta los resultados de la prueba de actividad locomotora. En esta prueba, al igual que en la del laberinto de brazos cruzados, los resultados no muestra diferencias significativas en los grupos control con wereke y solución salina (p=0.43 y 0.34), al igual que tampoco existió en los grupos wereke y solución salina (P=0.40), por lo que los tres grupos tuvieron misma actividad en la prueba. La importancia de la prueba es, conocer si la actividad. motriz en los grupos con diabetes *mellitus* presentaban algún tipo de daño motriz causado por la enfermedad. Además, de que con esta prueba se evaluó si el extracto poseía alguna actividad ansiogénica o sedante, pero al tener resultados iguales entre los grupos de diabetes con el grupo control, se descarta algún tipo de daño motriz en las ratas debido a algún efecto ansiogénico del extracto.

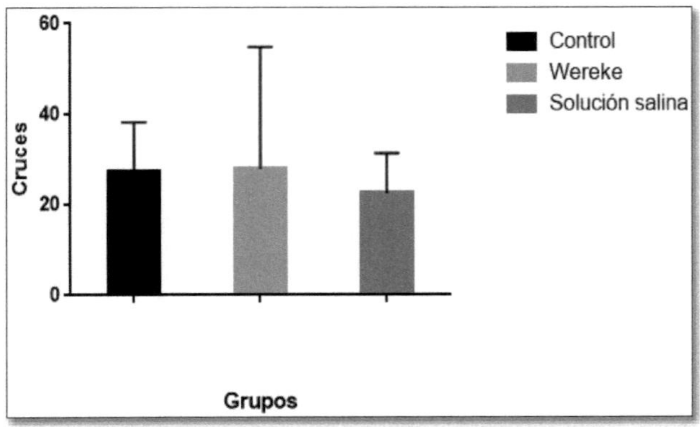

Gráfica 12 .- Actividad locomotora de cada grupo

La literatura menciona que las personas que padecen diabetes *mellitus* tienden a desarrollar un alto porcentaje de ansiedad. Un estudio realizado por Rivas y cols. (2011) evaluó la prevalencia de la ansiedad en las personas con Diabetes *mellitus* tipo 2, obteniendo como resultado que el 53% de los pacientes desarrollaron altos niveles de ansiedad. Haciendo un análisis comparativo con en este estudio, se tiene como resultado que no cumple lo que marca la literatura, ya que las ratas con diabetes y sin tratamiento no desarrollaron ansiedad, la razón se desconoce, probablemente las pruebas conductuales requerían de más tiempo de evolución de la enfermedad, ya que tal vez podrían desarrollar la ansiedad en más tiempo y lo que queda claro, es que al menos esto no sucede en los primeros 30 días posteriores al desarrollo de la enfermedad.

Walsh y cols. (2008), encontró que en las ratas diabéticas inducidas con STZ, existe una disminución en la transmisión neuromuscular, reducción de la bomba sodio-potasio del músculo liso y el desarrollo de sensibilidad muscarínica postsináptica; lo cual se ha comprobado que en personas con diabetes *mellitus*, en situación de hiperglucemia desarrollan disminuciones en la actividad motora pero un aumento de las contracciones del músculo liso, sobre todo del uretral, debido al aumento de los receptores M2 en el tejidode la vejiga, aumentando de esta manera el número de micciones.

Posiblemente, la igualdad de actividad en los grupos empleados (control, wereke y solución salina) se deba a que las concentraciones de glucosa en los grupos de solución salina y wereke; a pesar de ser diabéticas poseían niveles de glucosas bajos en comparación con los valores reportados de hiperglucemia en ayunas (>126 mg/dl), en el caso específico del grupo con wereke las concentraciones de glucosa eran aún menores que en el grupo de solución salina, por lo que no se pudo constatar si en realidad el extracto poseía la capacidad de provocar efectos ansiolíticos o ansiogénicos sobre las ratas con diabetes *mellitus*.

GSH en tejidos

La Gráfica 13, muestra los resultados de las concentraciones de GSH en los cerebros de cada uno de los tres grupos: Control, Wereke, Solución Salina. Donde se observa que el grupo Control (2.05 μmoles/g tejido) posee una concentración muy parecida de GSH que el grupo de Wereke (1.78 μmoles/g tejido) la cual no es estadísticamente significativa (p=0.62). Mientras que el grupo de solución Salina presentó la concentración más alta de GSH (3.14 μmoles/g tejido) comparativamente con el grupo control (p=0.012) y al grupo de Wereke (p= 0.004).

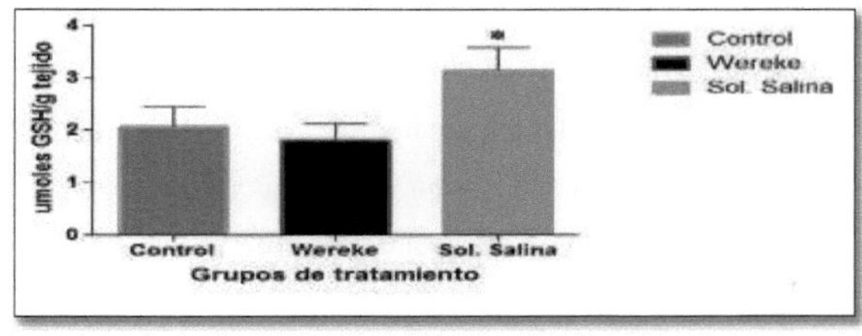

Gráfica 13. Concentración de glutatión en cerebro

Ceriello y cols. (2008), estudiaron la vena umbilical expuesta a elevadas concentraciones de glucosa durante 2 semanas, lo que mostró una inducción en la expresión de las enzimas antioxidantes como la SOD, la CAT y la GPx a partir del séptimo día de tratamiento. Otra investigación realizada por Salardi y cols. (2004), mostró que los niveles de alfa tocoferol y de coenzima Q 10 en las membranas de los eritrocitos de niños y jóvenes diabéticos estaban elevados a pesar de los altos valores de glicemia.

Todo esto sugiere que, la exposición a elevadas concentraciones de glucosa sanguínea puede generar un incremento en las ERO's, que reaccionan con los sistemas antioxidantes primarios del organismo (por ejemplo: alfa tocoferol y GSH) provocando una disminución en la concentración. Además, se sugiere que las ERO's generadas ante tal estímulo son capaces de inducir la síntesis de otras barreras defensivas como las enzimas antioxidantes Cu/Zn-SOD, CAT y GPx. No obstante, cuando la exposición a altas concentraciones de glucosa es mantenida durante mucho tiempo, como es el caso de los pacientes diabéticos, la situación parece cambiar. Esto pudiera deberse a que la hiperglicemia crónica mantiene también un EO crónico capaz de dañar múltiples moléculas de importancia biológica. (Díaz, 2006)

La Gráfica 14 muestra las absorbancias obtenidas en la concentración de GSH hepático en los 3 grupos: Control, Wereke y Solución Salina. Primero, al observar las concentraciones de GSH y comparar las concentraciones del grupo Control (2.05 μmoles/g tejido) y las del grupo de Wereke (2.14 μmoles/g tejido) no se observa diferencia en la concentración de GSH (p=0.87); posteriormente al comparar a los grupos Control y Solución Salina, se observaron diferencias significativas (p=0.002), presentándose una mayor concentración de GSH en el grupo que recibió Solución Salina (3.14 μmoles/g tejido) y por último al comparar este grupo con el grupo de Wereke (p=0.0002) también presentó una mayor concentración de GSH.

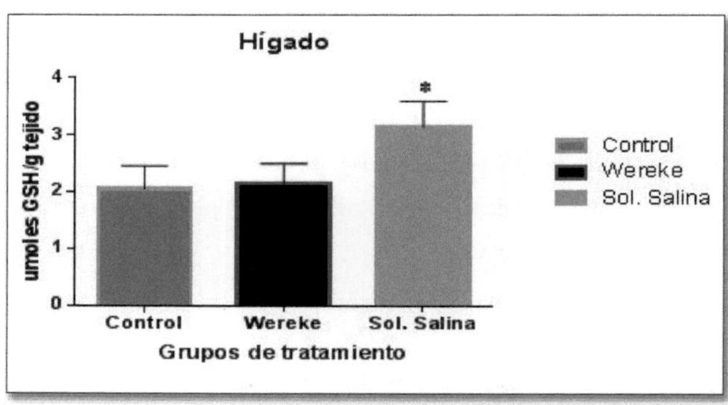

Gráfica 14. Concentración de glutatión en hígado

El por qué aumentaron los niveles de GSH en las ratas con solución salina, puede tener una explicación similar con lo que ocurrió en el cerebro, que al comienzo de la enfermedad, existe un aumento de radicales libres lo que lleva consigo al aumento de las enzimas antioxidantes. En cuanto a las ratas administradas con extracto de Wereke se puede mencionar que las ratas de este grupo mantienen los niveles de GSH en condiciones similares a los controles por el alto contenido de antioxidantes del extracto.

Distintas investigaciones han demostrado que episodios largos de hiperglucemia inducen el aumento de estrés oxidativo en distintos órganos como el hígado, esto se evidenció en la medición de nitrotirosina en el plasma, de personas diabéticas, al igual que se encontró que al existir niveles elevados de estrés oxidativo se presenta una memoria de la glucosa, por lo cual una vez presentándose estas reacciones de oxidación es muy difícil revertirlas, esto se ha confirmado con varios experimentos in vitro en células de la retina confirmo, una sobreproducción de especies reactivas aún cuando la glucemia se había normalizado Wu y cols. (2014).

La gráfica 15 muestra la concentración de GSH en el páncreas. Donde no se muestra diferencia comparativa en la concentración del GSH en el grupo de ratas que recibieron Wereke (4.1 µmoles GSH/g tejido) con los controles (p=0.32). En el caso del grupo que recibió la solución salina (1.43

µmoles GSH/g tejido) no se observa ninguna diferencia (p=0.48) respecto al grupo control (2.43 µmoles GSH/g tejido) y pero sí la hubo con el grupo de Wereke (p=0.0026).

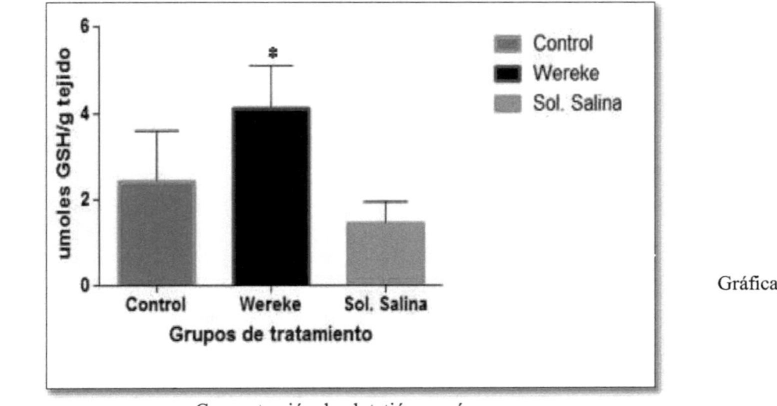

Gráfica 15.

Concentración de glutatión en páncreas

Como se había mencionado previamente, con los valores de GSH observados en el tejido pancreático, se infiere que el wereke tiene un efecto antioxidante importante sobre el páncreas.

Aunque no hay estudios a fondo sobre su efecto antioxidante en los órganos, la concentración elevada de Glutatión en el grupo que se le administro Wereke, podría deberse a la capacidad que tiene el extracto de modular los niveles de Insulina, revirtiendo la reacciones de oxidación producto de la diabetes Mellitus tipo 2 en las células pancreáticas, muchas investigaciones han inferido que el wereke podría provocar cierta regeneración al nivel tejido pancreático, sin embargo aún no esta comprobado el punto que se realiza este proceso y si es un efecto prolongado. (Banderas, 2012).

Peso relativos de los Órganos

La gráfica 16 nos muestra los pesos relativos de los distintos órganos como el hígado, cerebro, páncreas, riñón, pulmón y bazo.

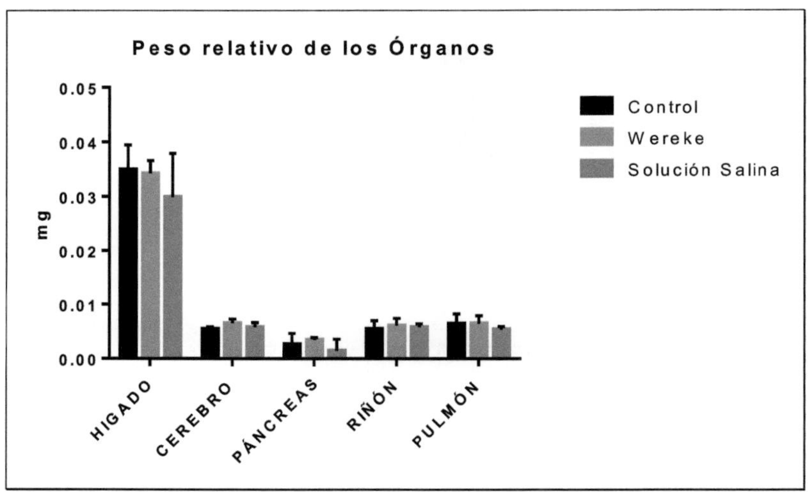

Gráfica 16. Pesos relativos de los órganos

Hígado

Comparación del peso relativo hígado en las Ratas de los grupos wereke, control y solución salina, donde el Hígado de las ratas del grupo Wereke poseen el mismo peso relativo que las ratas de Solución Salina (P=0.78), también a las del grupo control (P=0.23), al igual que los grupos Control y solución Salina poseen pesos diferentes (P=0.25). El hígado, de las ratas en los tres grupos poseen el mismo peso relativo.

En teoría los pesos de las ratas con diabetes *mellitus* debían de haber disminuido su peso en este órgano como los mostro una investigación realizada por Zafar y Naeem. (2010) en donde estudio el efecto de la STZ (Dosis única 45 mg/kg)en los pesos relativos del hígado, riñón y páncreas en ratas albinas, sacrificadas a las 12 semanas, donde se observó un decremento en los pesos del hígado, aunque lo más común es que al ocurrir una hipertrofia el peso del hígado se vea aumentado en proporción al peso corporal, la disminución del peso del hígado pudo ser causado por un incremento de triglicéridos producto de una hipoinsulinemia y la baja capacidad de excreción de la secreción de lipoproteína a partir del hígado resultado de una baja síntesis de apolipoproteína B, por lo que se infiere que a pesar de padecer diabetes *mellitus* las ratas con y sin tratamiento de wereke, no presentaron deterioro en este órgano.

Cerebro

Se observa el peso relativo del cerebro en los 3 grupos: Wereke, control, Solución Salina. Al comparar los pesos en los grupos wereke y solución salina se tienen como resultado que los pesos relativos son relativamente iguales (P=0.28), posteriormente comparando los pesos relativos en los grupos Wereke y control tampoco existe diferencia, (P= 0.26), por último los grupos control y solución salina también tuvieron pesos relativos parecidos(P=0.27), indicando que no existió reducción de pesos relativo en este órgano debido al EO el cual por la diabetes en teoría debía producir daño cerebral, como lo menciona la siguiente investigación.

R. Nick, (2009) encontró que los pacientes que vivían más tiempo con diabetes tenían volúmenes cerebrales más pequeños. Pacientes que vivían más tiempo con diabetes tenían volúmenes cerebrales más pequeños. Aún no se ha confirmado el porqué de esto pero la hipótesis es La glucosa es el alimento del cerebro y cuando, las células de su cerebro no reciben suficientes nutrientes, por lo que pueden morir. Otra posibilidad es que el exceso de glucosa en el cerebro también mate las células, como lo observamos en la imagen 4 los cerebros de los grupos de ratas diabéticas administradas con Solución Salina y Wereke tenían pesos relativos mayores que el grupo control, por lo cual se puede inferir que no existía daño cerebral producto de la diabetes en el grupo wereke el cuál poseía lecturas de glucosa alrededor de los 90 mg/dl en ayunas, sin embargo que el grupo solución salina tuviese peso relativo en el cerebro por encima del grupo control y menores del grupo wereke puede estar relacionado con la inflamación de este producto del descontrol en los niveles de glucosa (mayor de 100 mg/dl en ayunas).

Páncreas

En la figura se hace una comparación de los pesos relativo del órgano páncreas en los grupos de Wereke, Control, Solución Salina, donde: El grupo Wereke y control presentaron pesos iguales (P= 0.38), posteriormente Wereke y Solución Salina, tampoco existió diferencia alguna (P= 0.07) y por último los grupos Control y Solución Salina (P= 0.41), con mismos pesos.

Estos resultados obtenidos, son contrarios a los obtenidos por de Zafar y Naeem en el 2010, midió el peso relativo del páncreas tratada con STZ (Dósis única 45 mg/kg), el resultado arrojo que el peso del páncreas de las ratas tratadas con STZ disminuyó en relación con el grupo control, está alteración que en nuestro estudio ocurrió en el grupo de ratas tratadas con solución salina puede atribuirse a la alteración y desaparición de los islotes pancreáticos y selectiva destrucción de las células productoras de insulina, siendo el grupo de ratas diabéticas tratadas con wereke las que presentaron menor necrosis de las células β.

Riñón

Se observa los pesos relativo de los Riñones pertenecientes a los grupos wereke, solución salina y control.

Al comparar los tres grupos se observa que no existe diferencia de los resultados en los grupos: Control y Wereke (P=0.70)mismos pesos relativos (0.06 g), posteriormente los grupos Wereke y Solución Salina, (P=0.65, sin variación alguna, y por último los grupos Wereke y solución salina, donde tampoco se observa variación de pesos (P=0.66).

La literatura menciona que al existir diabetes *mellitus* se prevee la disminución del peso en los riñones (en este caso las ratas del grupo solución Salina las cuales no reciben tratamiento), producto de una hipertrofia glomerular, la cual posee un mecanismo desconocido. Sharma y Ziyadeh, propusieron que la hipertrofia renal en la diabetes es dependiente de insulina en la diabetes *mellitus* y se asocia a la sobreexpresión del factor de crecimiento transformante-beta 1 en el riñón especialmente en los túbulos contorneados proximales y células mesangiales.

Sin embargo esta hipertrofia no se observó en los grupos de ratas diabéticas con y sin tratamiento.

Pulmón

La figura muestra los pesos relativos del pulmón, pertenecientes a las ratas de los tres grupos: Wereke, Solución salina y control. Comparando los distintos grupos: Primero, los Grupo Control y Wereke, donde el peso relativo del Pulmón del grupo Wereke fueron iguales (P=0.96). Segundo, los grupos Wereke y Solución Salina, sin diferencia alguna (P=0.11), y por último los de Control y Solución Salina dónde tampoco se observan diferencias (P=0.26) en los grupos.

Un estudio realizado por Dennis y cols. Se evaluó la función pulmonar de 262 diabéticos en igual número de controles no diabéticos apareados por edad y sexo, los resultados obtenidos son que los pacientes diabéticos tuvieron menores valores de Capacidad Vital Forzada (CVF) y VEF, y mayor valor de la relación Volumen espiratorio Máximo en el primer segundo y la capacidad Vital forzada (VEF1/CVF) que el grupo control, resultando una disminución de la función pulmonar en diabéticos independiente a sexo, edad, talla, tabaquismo.(Dennis, 2008) Estos estudios post-mortem han demostrado microangiopatía en pulmones de pacientes con diabetes sistémica, caracterizada por engrosamiento de la membrana basal capilar, que se correlaciona con la presencia de microangiopatía en otros órganos. (Weir, 2002)

Los resultados obtenidos, muestran que el extracto de wereke posee propiedades hipoglucémicas, al disminuir significativamente los niveles de glucosa en el grupo de ratas que se les administro, así como el control del peso corporal, incluso de la sensación de sed que padecen la mayoría de diabéticos, en relación con la investigación realizada la literatura menciona en base a estudios realizados en ratas y ratones inducidos a diabetes y administrados con wereke que efectivamente la planta posee propiedades hipoglucemiantes, sin embargo el efecto de el extracto actúo solo en ratas con diabetes moderada pero no en ratas con diabetes severa, lo cual ha llegado a suponer que el wereke requiere de la presencia de insulina para ejercer su acción, por lo cual se cree que el tratamiento es eficaz para el control de la Diabetes *mellitus* tipo 2 en el que las células páncreaticas son aún funcionales.

Este efecto hipoglucemiante del wereke se le atribuye a que poseen un mecanismo de acción similar a las sulfonilureas (Agentes orales hipoglucemiantes capaces de bloquear los canales de Potasio dependientes de ATP los cuales permiten el paso a monosacáridos), incrementando la secreación de insulina, controlando los niveles de glucosa. (Martínez y cols. 2011).

En cuanto al wereke y su relación con algún efecto ansiolítico, se pudo comprobar que no lo posee, o por lo menos no a la concentración que se le administraron a las ratas, tampoco presento algún efecto ansiogénico siendo importante saberlo ya que como tratamiento puede ser consumido a cualquier hora del día sin preocuparse por este efecto adverso de disminución de la actividad motriz que provocan otros tratamientos.

Ahora analizando los pesos relativos de los órganos, como había mencionado no hubo diferencia en los órganos en ninguno de los dos grupos con el control por lo que se infiere que a pesar de que el grupo de ratas diabéticas administradas con solución salina padecían de diabetes, esta enfermedad aún no alcanzaba su capacidad degenerativa en los órganos donde más tiene prevalencia a atacar, la razón puede ser que la diabetes no avanza de la misma manera en distintos organismos, sólo en las personas con este padecimiento es observable que sin tratamiento logran vivir 3-5 con calidad de "vida aparentemente normal", sin la aparente aparición de alguna enfermedad degenerativa.

Conclusión

- Las ratas inducidas a Diabetes *Mellitus* tipo 2, administradas con el extracto de Wereke presentaron diminución de la glucosa dentro de los niveles aceptables 90 mg/ dL en ayuno.

- El extracto de Wereke tiene la capacidad de controlar el estrés oxidativo, provocado por la diabetes, disminuyendo las reacciones de oxidación por su efecto antioxidante.

- El extracto de Wereke no posee propiedades ansiolíticas ni ansiogénicas, por lo cual se considera un tratamiento para el control de la diabetes pero no de la ansiedad, y sin algún efecto adverso que disminuya la función motriz.

- Las ratas diabéticas no presentaron daño a los órganos como pulmón, riñón, cerebro, debido a que la diabetes *Mellitus* es una enfermedad degenerativa a largo plazo.

Referencia

- Akbarzadeh A, Norouzian D, Mehrabi MR, Jamshidi Sh , Farhangi A , Allah Verdi A,Mofidian SMA, Lame Rad B .2007.Induction of diabetes by streptozotocin in rats. Indian J Clin Biochem ; 22 (2): 60-64.

- Arias Pérez Jorgue Luis, Azucena Begega Losa, Nélina Conejo Jiménez, Héctor Gonzáles Pardo.2005. Cuaderno de Prácticas de Fundamentos de Psicobiología. Universidad Oviedo.España.

- Bandeira Suziy de M, Glaucevane da S. Guedes, Lucas José S. da Fonseca, Andrés. Pires, Daniel P. Gelain, José Claudio F.Moreira, Luıza A. Rabelo, Sandra Mary L. Vasconcelos, y Marılia Oliveira F. Goulart1.2012. Characterization of Blood Oxidative Stress in Type 2 Diabetes Mellitus Patients: Increase in Lipid Peroxidation and SOD Activity. Hindawi Publishing Corporation.

- Banderas Dorantes Tania Rosario, Ruben Roman Ramos, Alejandro Zamilpa. Influence of two hipoglycemic cucurbitae (cucurbita ficifolia Bouché and Ibervillea Sonorae Greene) on ATP-sensitive potassium channels in rats aortic rings.2012.Plant Med Aromant.510-519.

- Beutler E., Duron O, Kefly B.M. 1963. Improved method for the determination of blood glutathione.Journal of Laboratory and Clinical Medicine 61:882-888.

- Camera E, Picardo M. Analytical methods to investigate glutathione and related compounds in biological and pathological processes.2002. J Chromatogr B Analyt Technol Biomed Life Sci. 781 (1-2): 181-206.

- Cardinal JW, Allan DJ, Cameron DP. 1998.Differential Metabolite Accumulation May Be the Cause of Strain Differences in Sensitivity to Streptozotocin-Induced β Cell Death in Inbred Mice. Endocrinology; 139(6): 2885-2891.

- Casanueva Esther , Martha Kaufer-Horwitz Ana Bertha, Pedro Arroyo. 2008.Nutriología Médica. Editorial Panamericana. México.

- Castillo Barcias Jorge Alejandro. Fisiopatología de la diabetes mellitus tipo 2. (DM2).2012. Universidad Nacional Autónoma de México.

- Clapés Sonia, Omaida Torres, Mirtha Campanioni, Ulises Villariño, Félix Broche, Elena M. Céspedes.2001. Peroxidación lipídica y otros indicadores de estrés Oxidativo en pacientes diabéticos. Revista Cubana de Investigación Biomédica.93-98.

- Cisneros Ruth, Raquel Oré, Inés Arnao,Silvia Suárez. 2011.Relación de glutatión reducido/oxidado (GSH/GSSG) en ratas diabéticas tratadas con maca (Lipidium meyenii). Anales de la Facultad de Medicina. Universidad de San Marcos, Perú.

- Denzoin Vulcano Laura Andrea. Soraci, Alejandro Luis. Tapia Maria Ofelia. 2013.Homeostasis del Glutation.Acta de Bioquimica Clinica Latinoamerica. Buenos Aires, Argentina.529-539.

- Dennis RJ, Maldonado D, Rojas Maria X, Aschner P, Rondon M, Charry L,Casas A. Diabetes Mellitus tipo 2 y deterioro de la función Pulmonar.2008. *Acta MedColomb* ; **33**: 105-110.

- Diagnosis and classification of Diabetes Mellitus.2013. Diabetes Association. V.33.

- Diaz Vivancos P, Wolff T, Markovic J, Pallardó FV, Foyer CH.2011. A nuclear glutathione cycle within the cell cycle. Biochem .431 (2): 169-78.

- Dickinson DA, Levonen AL, Moellering DR, Arnold EK, Zhang H, Darley-Usmar VM,*y cols*. Human glutamate cysteine ligase gene regulation through the electrophileresponse element. Free Radic Biol Med 2004; 37 (8): 1152.

- Dorado Martínez C, Rugerio Vargas C, Rivas Arancibia S. Estrés oxidativo y neurodegeneración. *Rev Fac Med UNAM,* 2003;46:229-235.

- Fabián San MiguelMaría Guadalupe, María Cecilia García Sancho F, Carlos Cobo Abreu.Prevalencia de ansiedad y depresión en pacientes con diabetes mellitus tipo 2 y su asociación con el tipo de tratamiento, complicaciones de las diabetes y comorbilidades.2010. Medicina Interna México. Vol. 26.100-108.

- García Rojas Edgar, Teresa Ramón Frías, Isela Esther Juárez Rojop,Jorge Luis Blé-Castillo, Hidemi Aguilar Marisca.2011.Resistencia el efecto diabetogénico por Estreptozotocina en rata Winstar.Universidad Juárez Autónoma de Tabasco.México.

- Geffer Daniel .2004. El cerebro Organización y función. Cap.2. Neurología. México.

- Hernandez Galicia E, calzada F. Roman Ramos R, Alarcon Aguilar. Fj 2007. Monoglycerides and fatty acids from Ibervillea Sonorae root: Isolation and hypoglucemyc activity. Planta Med.236-240.

- Jaouad Bouayed, Hassan Rammal and Rachid Soulimani. 2009. Oxidative stress and anxiety. Journal Landes Bioscience; 63-67

- J. Lagopoulos, D.F. Hermens, J. Tobias-Webb, S. Duffy, S.L. Naismith, D. White, E. Scott, I.B. Hickie.2013. In vivo Glutathione levels in young persons with bipolar disorder: A magnetic resonance spectroscopy study. Journal of Psychiatric Research Elsevier; 412-417.

- Lenzen S. The mechanisms of alloxan- and streptozotocin-induced Diabetes. 2008. -Journal Cientific.51:216–226.

- Lomas Soría María Consuelo.2012. El consumo de Frijol Común (Phaseolus Vulgaris L.) y su efecto en genes expresados diferencialmente en el riñón de Ratas diabéticas.Universidad Autónoma de Querétaro. México.

- López Antonio, Macaya Miguel.2009.Libro de la Salud Cardiovascular. Hospital Clínico de San Carlos. México.111-113.

- Martínez Castañeda Antonio Tael, María Guadalupe Ramírez Sotelo, Ana Belem Piña Guzmán.2011. Wereke: Un tratamiento natural para la diabetes. Informáte. Universidad Autónoma Metropolitana.México.67-73.

- Martínez-Sámano Jesus , Patricia Victoria Torres-Durán, Marco Juárez Oropeza. 2011. El Glutatión y su asociación con las enfermedades neurodegenerativas, la esquizofrenia, el envejecimiento y la Isquemia cerebral.Departamento de Bioquímica. Universidad Autónoma de México.56-67.

- Midred carter y Tammy Weber.2004.Reflexología de la mano, clave para la salud perfecta. Paidotribo. 1° edic. Barcelona, España.

  Palizgir Myriam , Maryam Bakhtiari, Alireza Esteghamati.2013. Association of Depression and Anxiety with Diabetes Mellitus Type 2 Concerning Some Sociological Factors. Iranian Red Crescent Medical Journal.644-8.

- Pastore A, Federici G, Bertini E, Piemonte F. Analyses of Glutathione: implication in redox and detoxification.2003. Clin Chim Acta ; 333 (1): 19-39.

- Penckofer Sue, Todd Doyle, Mary Byrn, and Patrick J. Lustman.2014. State of the Science Depression and Type 2 Diabetes. Western Journal of Nursing Research. Nature publishing group.1-25.

- Rajagopal v. sekhar, siripoom v. mckay, sanjeet g. patel, anuradha p. guthikonda, vasumathi t. reddy, ashok bala subramanyam, farook jahoor.2010. Glutathione Synthesis Is Diminished in Patients With Uncontrolled Diabetes and Restored by Dietary

Supplementation with Cysteine and Glycine. Diabetes Journal.162-167.

- Quirce Izquierdo F., D. Fatela Cantillo. M.P. Chueca Rodríguez. M. Díaz Ondina.2012. Detección en la medición de glucemia en glucómetros portátiles. SEOC. España.

- Raza H., John A. 2012. Streptozotocin-Induced Cytotoxicity, Oxidative Stress and Mitochondrial Dysfunction in Human Hepatoma HepG2 Cells. International Journal of Molecular Sciences, 13(5): 5751–5767.Redolar Ripoll Diego .2008. Cerebro y Adiccion. UOC.1 edic. Barcelona.

- Rejon- OrantesJose del Carmen , Diana Placer.2010.Pruebas no condicionadas para evaluar la actividad ansiolitica de sustancias extraidas en plantas. Laboratorio de Farmacobiologia. Universidad Autonoma de Chiapas.

- Rivera Ramirez Fabiola, Gerardo N. Escalona Cardoso, Leticia Garduño-Siciliano, Carlos Galaviz-Hernández, y norma Paniagua Castro.Antiobesity and Hipoglycaemic effects   of Aqueous Extract of Ibervillea Sonorae in mice Fed a High-Fat Diet with Fructose.2011. Biomedicine and Biotechnology. 6-7.

- Ross, Michael H., I. Pawlina, Wojeciech, Jorge Negrete trad.3.2008.Histología: Texto y atlas a color con biología celular y molecular.5° edic. Buenos Aires, Panaméricana, Argentina.

- Ross Watson Ronald, Victor. R. Preedy. 2008.Botanical Medicine.915.Medicine.

- Sáez Briones Patricio Y Grabiela Díaz Véliz.2012. Interacción social en ratas como un modelo conductual en el estudio de Entactogenia. Farmacología de Chile. Universidad Central de Santiago de Chile.

- Tanel Mallo, Aet Attoa, Kadri Koiv, Margus Tonissar, Marika Eller, JaanusHarro.2006. Rats With persistently low or high exploratory activity: Bahavior in test of anxiety and depression, and extracellular levels of dopamine. Science Direct. Elsevier.269-281.

- Tapia Saavedra Alexis.2005. Estrés y Depresión ¿Un posible rol Etiológico?, Oxidative stress and depresión. A posible etologic role?. Revista Chilena Neuropsiquiatría. 329-336.

- Weir DC, Jennings PE, Hendy MS, Barnett AH, Sherhood Burge P. Transferfactor for Carbon monoxide in patients with diabetes with and without microangiopathy.*Torax* 1988; **43**:725 -726.

- Yang Y. ,D. Yang, G. Tang, C. Zhou, K. Cheng, J. Zhou, B. Wu, Y. Peng, C. Liu, Y. Zhang, J. Cheng, G. Chen, P. Xie. 2013. Proteomics Reveals and Glutathione metabolic dysregulation in the prefrontal cortex of rat model of depression. Journal Neuroscience. 191-200.

- Ying wu, Luosheng Tang, Baihua Chen Oxidative Stress: Implications for the Development of Diabetic Retinopathy and Antioxidant therapeutic Perspective.2014. Oxidative Medicine and Celullar Longevity.12-13. Estados Unidos de America.

- ZafarMuhammad, Syed Naeem-ul-Hassan Naqvi.2010. Effects of STZ-Induced on the relative Wei   ghts of Kidney, Liver and pancreas in albino Rats: A comparative Study. Int.J. Morphol. p.p 135-142.Vol.28.Chile.[6 era 5]Dr. Larry McCleary. 2009. La Salud de tu cerebro. Robin Book. España.

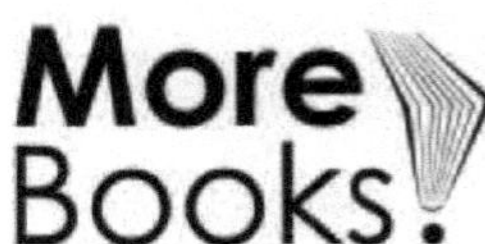

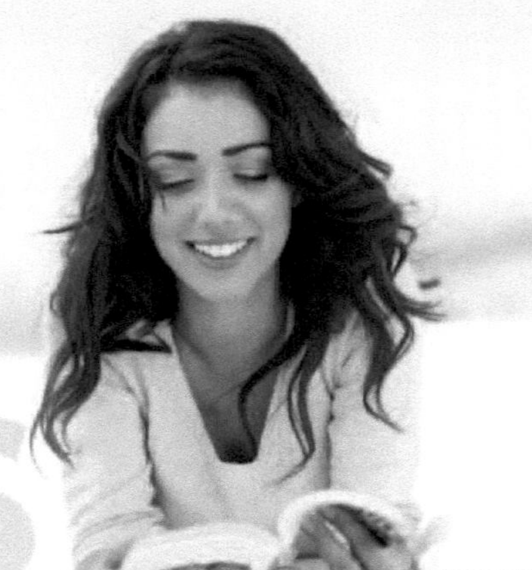

I want morebooks!

Buy your books fast and straightforward online - at one of world's fastest growing online book stores! Environmentally sound due to Print-on-Demand technologies.

Buy your books online at
www.morebooks.shop

¡Compre sus libros rápido y directo en internet, en una de las librerías en línea con mayor crecimiento en el mundo! Producción que protege el medio ambiente a través de las tecnologías de impresión bajo demanda.

Compre sus libros online en
www.morebooks.shop

KS OmniScriptum Publishing
Brivibas gatve 197
LV-1039 Riga, Latvia
Telefax: +371 686 204 55

info@omniscriptum.com
www.omniscriptum.com

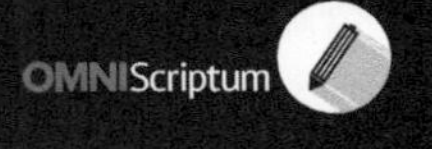

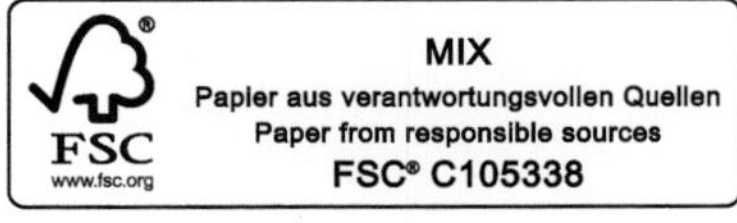

Printed by Books on Demand GmbH, Norderstedt / Germany